Uwe Alexander Goller • Dr. med. Wieland Gauß

HEILEN durch Hand auflegen

So heilsam kann Berührung sein

Schirner Verlag

Die Ratschläge in diesem Buch sind sorgfältig erwogen und geprüft. Sie bieten jedoch keinen Ersatz für kompetenten medizinischen Rat, sondern dienen der Begleitung und der Anregung der Selbstheilungskräfte. Alle Angaben in diesem Buch erfolgen daher ohne Gewährleistung oder Garantie seitens der Autoren oder des Verlages. Eine Haftung der Autoren bzw. des Verlages und seiner Beauftragten für Personen-, Sach- und Vermögensschäden ist ausgeschlossen.

Dieses Buch enthält Verweise zu Webseiten, auf deren Inhalte der Verlag keinen Einfluss hat. Für diese Inhalte wird seitens des Verlages keine Gewähr übernommen. Für die Inhalte der verlinkten Seiten ist stets der jeweilige Anbieter oder Betreiber der Seiten verantwortlich.

Wir verzichten auf das Einschweißen unserer Bücher – **UNSERER UMWELT ZULIEBE!**

ISBN Printausgabe: 978-3-8434-1449-4
ISBN E-Book: 978-3-8434-6444-4

Uwe Alexander Goller,
Dr. med. Wieland Gauß:
Heilen durch Handauflegen
So heilsam kann Berührung sein

Umschlag: Simone Fleck, Schirner, unter Verwendung von # 1646891830 (© Nikki Zalewski), www.shutterstock.com, und eines Fotos von Frank Weingärtner
Layout: Simone Fleck, Schirner
Lektorat: Bastian Rittinghaus, Schirner
Printed by: Ren Medien GmbH, Germany

www.schirner.com

2. Auflage April 2021

Inhalt

Einleitung

Wir erleben es tagtäglich: Immer wenn wir uns verletzen, irgendwo ungeschickt anstoßen oder uns versehentlich mit dem Hammer auf den Finger schlagen, halten wir uns die schmerzende Stelle am Körper. Durch den Kontakt mit der Hand mildern wir die Schmerzen und besänftigen den einhergehenden Schrecken. Das Anfassen zur »Be-Hand-lung« von akuten Schmerzen ist eine unbewusste und reflexhafte Reaktion.

Braucht es noch mehr, um Sie von der Wirksamkeit des Handauflegens zu überzeugen?

Für diejenigen, die mehr Argumente benötigen, um sich für die Möglichkeiten des Handauflegens zu öffnen, haben wir in diesem »Hand-Buch« zusammengetragen, was heute über diese Methode bekannt ist und wie sie angewendet wird: angefangen bei den wissenschaftlichen Erkenntnissen über den traditionellen Erfahrungsschatz bis hin zu dem persönlichen praktischen und intuitiven Wissen aus der jahrelangen professionellen Anwendung.

Wir möchten Ihnen, liebe Leserin und lieber Leser, all diese Informationen zur Verfügung stellen, damit Sie in die Lage versetzt werden, Ihre Heilungskräfte leicht und effizient bei sich selbst anzuwenden. Und vielleicht bekommen Sie auch Lust, Ihre Fertigkeiten Mitmenschen, die bereit dafür sind, anzubieten? Sie werden erstaunt darüber sein, was möglich ist.

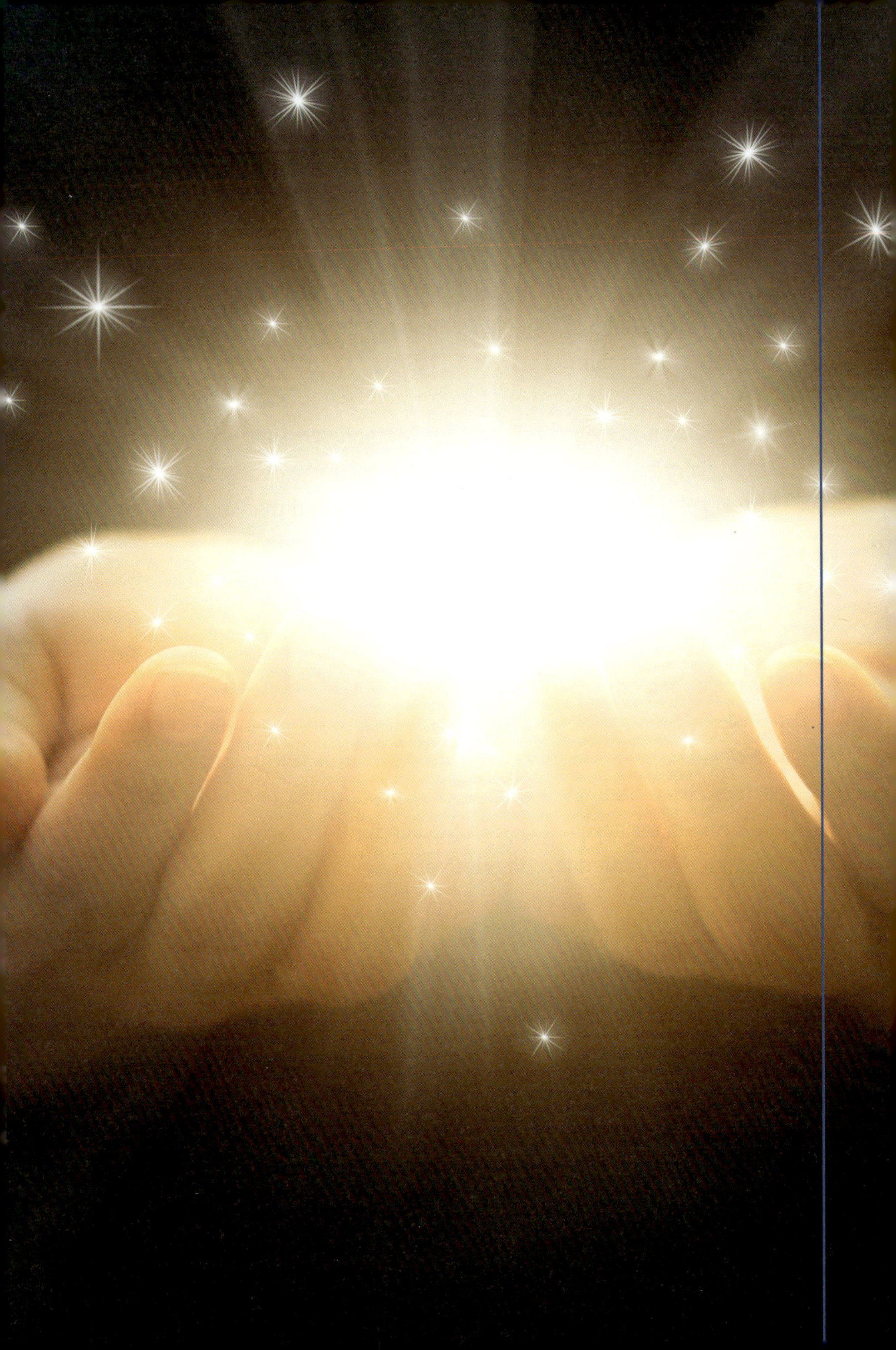

Der Aufbau dieses Buches

Zunächst möchten wir uns Ihnen kurz vorstellen und anschließend auf die wissenschaftlichen Erkenntnisse über physiologische Zusammenhänge eingehen, die das Handauflegen zugänglich machen können.

Wenn Sie sich jedoch gleich mit der Methode vertraut machen wollen, können Sie auch zum Kapitel »Praktisches Vorgehen beim Handauflegen« auf Seite 42 vorblättern und die dargestellten Handpositionen mit ihren spezifischen Wirkungen an sich selbst ausprobieren. Da für diese Einstiegsphase drei Wochen des täglichen Übens empfehlenswert sind, können Sie sich währenddessen Schritt für Schritt mit den wissenschaftlichen Erkenntnissen ab Seite 18 beschäftigen. Auf diese Weise werden Sie in die Lage versetzt, sich den Prozess Ihrer persönlichen Entwicklung auch zu erklären. Das Verständnis für die physiologischen Zusammenhänge wird die Intensität Ihrer persönlichen Erfahrungen steigern. Und mit wachsender Bereitschaft werden Sie immer verblüffendere Ergebnisse erzielen können.

Wenn Sie schon eine gewisse Übung haben, können Sie sich den »achtzehn Säulen der Wirkungsverstärkung« ab Seite 74 zuwenden, die jeweils eigenständige Methoden und Praktiken darstellen und von denen jede eine Beschleunigung Ihrer Entwicklung beim Handauflegen einleiten kann.

Uwe Alexander Goller

Bei der Vorbereitung auf dieses Buch hat mich Wieland Gauß sanft, aber mit Nachdruck gedrängt, mein Leben möglichst detailliert offenzulegen. Er vermutete, dass es in meinem früheren Leben bereits Hinweise und Vorboten für die später aufgedeckten Fähigkeiten und Errungenschaften gegeben hat.

Mir ist es ein Bedürfnis, deutlich zu machen, dass ich für all die Beschwerlichkeiten und das Auf und Ab auf dem Weg im Nachhinein sehr dankbar bin. Vielmehr hilft mir meine Biografie, anderen mit seelischen und körperlichen Beschwerden Hilfestellung zu geben und sie zu ermutigen.

Letztlich war meine Vorgeschichte die Grundlage dafür, alle wichtigen Fähigkeiten zu entwickeln, die ich für das Handauflegen benötigte: starkes Durchhaltevermögen und schnelle Entschlusskraft, Empfindsamkeit, die ich meinem Seelenbewusstsein zuordne, und »innere Zufriedenheit«. Alles Dinge, die ich mit Geld nicht kaufen kann, die aber die Voraussetzung dafür sind, dieser Berufung auch mit allen Hindernissen nachgehen zu können. Daher verstehe ich aus heutiger Sicht alle Hürden meines Lebenswegs als Chancen.

Über meine Kindheit und Jugend spreche ich nicht gern. Ich wuchs in schwierigen Verhältnissen auf, musste Erfahrungen durchleben, die man keinem Kind wünscht. In dieser Zeit habe ich zum Selbstschutz die bezeichnende Sensibilität entwickelt – ich habe »die Fühler« ausgestreckt, die mich vor Bedrohungen und Gefahren gewarnt haben. Dieses Einfühlungsvermögen hilft mir heute, schnell zu erkennen, welche grundlegenden Fragestellungen die Hilfesuchenden mit sich herumtragen, auch wenn sie ihnen selbst gar nicht bewusst sind.

Ich erinnere mich, wie ich als vierzehnjähriger Schüler auf einer Brücke stand und versonnen den Autos nachschaute, als die drängende Frage in mein Bewusstsein kam, warum ich in meinem Leben so gebeutelt wurde und warum ich so wenig Unterstützung erfuhr. Da überkam mich spontan eine tiefe Gewissheit, als hätte meine Seele zu mir gesprochen. Wie sonst ist es zu erklären, dass ein Vierzehnjähriger das Bewusstsein hat, wie er auch in dieser sehr schwierigen Zeit sein Leben aktiv ändern und selbst gestalten kann und mich nicht unterkriegen lassen werde. Egal, was noch passierte, ich würde mich nicht unterkriegen lassen.

Mit dieser inneren Überzeugung nahm ich mein Leben in die Hand, vollendete eine Ausbildung zum Koch, arbeitete im Einzelhandel als Filialleiter und Ausbilder und machte mich bald selbstständig. Meine Entwicklung war begleitet von intensiven visionären Träumen, die für den jeweiligen Lebensabschnitt richtungsweisend waren. So ging auch meiner Zeit als Pächter eines Vereinsheimes ein Traum voraus, in dem ich eine Gaststätte auf einer Waldlichtung sah. Diese Art von Träumen bewirkt eine tiefe innere Gewissheit, dass es sich tatsächlich so zutragen wird.

Im Dezember 2009 war es ebenfalls ein Traum, der mir die Neuausrichtung auf ein Leben als Therapeut aufzeigte. Bereits fünf Jahre vorher war meine Karriere im erlernten Beruf ins Stocken geraten. Dafür war ein professioneller Mentor in mein Leben getreten, der mich dabei unterstützte, die traumatischen Kindheitserlebnisse zu bewältigen und den Kontakt zu meinem innersten, gesunden Wesen wiederherzustellen.

In einer Dezembernacht erhielt ich folgende Vision:

Ich befinde mich in einem Raum, die Atmosphäre ist nüchtern und durch Funktionalität geprägt. Eine mir unbekannte, offensichtlich kranke Person befindet sich auf einer Liege. Ich halte meine Hände mit etwas Abstand über ihrem Körper. Nach kurzer Zeit habe ich den Eindruck, dass Lichtstrahlen von meinen Händen ausgehen, die zu dem hilfsbedürftigen Körper strömen. Diese Kombination aus Licht und Wärme hilft der Person augenscheinlich. Sie regeneriert sich vollkommen. Das Verströmen von heilsamer Energie ist von einem überwältigenden Gefühl der Glückseligkeit begleitet.

Dieser Traum hat mein Bewusstsein erweitert. Die Atmosphäre in dem Traum hatte etwas Gütiges. Es war, als wäre meine innerste Essenz, meine Seele anwesend. Eine unbeschreiblich tiefe Zufriedenheit füllte mich aus. Ich konnte gar nicht mehr anders – ich musste in diese Richtung gehen, auch wenn ich zunächst noch nicht auf allen Ebenen dafür bereit war. Ich wurde gewissermaßen liebevoll gezwungen, mich gerade mit solchen Themen auseinanderzusetzen, die ich bisher vermieden hatte: Toleranz, Mitgefühl, zwischenmenschliche Verständnispflege.

Zuvor waren für mich Menschen, die solche oder ähnliche Dinge machten, seltsam. Ich fand es »spooky«, also ein bisschen unheimlich. Situationen und Ereignisse, die ich nicht mit meinem Verstand erklären konnte, waren schwer für mich zu akzeptieren, obwohl ich in meiner Vergangenheit immer wieder unerklärliche Situationen erlebt und Träume z.B. von meinem verstorbenen Vater hatte.

Meine damalige Frau, die mir durch all die Phasen auf dem Weg zu meiner Berufung zur Seite stand, half mir, herauszufinden, was für eine Therapieform ich im Traum gesehen haben könnte. Wir stießen im Internet auf eine Beschreibung von Reiki, die der Situation am nächsten kam. So trat ich mit der Therapie des Handauflegens in Kontakt, wie sie Mikao Usui Sensei Anfang des 20. Jahrhunderts wiederentdeckt und in Japan als »Reiki« verbreitet hat.

In den folgenden zweieinhalb Jahren durchlief ich die formelle Ausbildung zum Reiki-Meister und -Lehrer, immer begleitet von der zutiefst erfüllenden Empfindung aus meiner Vision. Auf diese Weise führte mich ein Traum zu meiner Berufung, Menschen durch Reiki in den Selbstheilungsprozess zu führen.

Ich gründete 2012 meine erste Praxis in der Nähe von Göppingen Zwei Jahre später zog ich schließlich in die Innenstadt, wo ich anfing, selbst entwickelte Methoden und Techniken zu integrieren. Das Angebot reicht inzwischen von Tiefenentspannung und Wellness über muskuläre Techniken und mentales Coaching bis zur intensiven Begleitung von körperlich und seelisch erkrankten Menschen. Zu meiner Klientel gehören auch kranke Menschen aus den umliegenden Krankenhäusern, darunter einige mit einer Krebsdiagnose, die ich langfristig parallel zur modernen Medizin mitbehandle. Seit 2017 erhalte ich zunehmend Aufträge von örtlichen und überregionalen Unternehmen zu betrieblichen Präventionsmaßnahmen.

Meine Methoden entstehen durch intuitive Erkenntnisse. Nach vielen Erprobungen übernehme ich sie in meine Praxis – einfach, weil sie funktionieren!

Um möglichst viele Menschen erreichen zu können, gebe ich mein Wissen in Workshops und Ausbildungen weiter. Im Vordergrund steht für mich immer die praktische Umsetzung. Ich liebe es, dem unbewussten Wissen Raum zu geben.

Dr. med. Wieland Gauß

Als Sohn eines niedergelassenen Arztes war meine berufliche Entwicklung eigentlich vorgegeben: Es stand von Anfang an fest, dass ich – zusammen mit meinem Bruder – einmal die Röntgenpraxis des Vaters übernehmen sollte. Ausgelöst durch den plötzlichen und schmerzlichen Tod meines kleinen Bruders wuchs mein Interesse am Beruf, weil ein Arzt zumindest in manchen Fällen dazu beitragen kann, solche menschlichen Katastrophen abzuwenden.

So kam ich über einen Abstecher ins Physikstudium und eine Ausbildung zum medizinisch-technischen Radiologieassistenten schließlich zum ersehnten Medizinstudium, sammelte als Radiologieassistent in der väterlichen Praxis erste Berufserfahrungen und schrieb in diesem Fach auch meine Doktorarbeit.

Die erste Assistenzarztstelle habe ich an der Universitätsklinik Tübingen in der Chirurgie angetreten, kam bald zur Abteilung für Thorax-, Herz- und Gefäßchirurgie, wo ich schließlich bei den ersten vier Herztransplantationen in Tübingen assistierte.

Die weiteren Stationen in der Facharztausbildung führten mich in die Innere Medizin, vor allem mit geriatrischem (altersmedizinischem) Schwerpunkt. Mit dieser vielseitigen Berufserfahrung eröffnete sich mir der Weg zum ärztlichen Gutachter, den ich nun in einem Schwerpunktgesundheitsamt in Reutlingen ausübe.

Darüber hinaus gab es in meinem Leben aber immer auch eine andere, »geheime« Seite, die sich allmählich immer mehr in den Vordergrund drängte. Als Kind war ich hochsensibel. In der geistigen Innenwelt fühlte ich mich zu Hause. Meine Eltern fühlten sich dadurch stets herausgefordert. Da ich damals häufig krank war, brachte meine Mutter mich zu allen erdenklichen Hellsehern, Geistheilern und sogenannten Erleuchteten. So sammelte ich schon früh Erfahrungen mit mehr oder weniger glaubhaften Persönlichkeiten, die mir alle auf ihre Weise zu helfen versuchten, ohne dass sich wirklich etwas änderte. Ich versuchte, auszudrücken, was sich in meinem Innenleben abspielte, stieß damit aber in meiner Umgebung auf wenig Verständnis. Ich gewann den Eindruck, dass mich niemand richtig verstand und mir daher auch nicht die optimale Unterstützung entgegengebracht werden konnte.

Durch den tragischen Unfalltod meines sechsjährigen Bruders wurde die ganze Familie tief getroffen, die gewohnten Denk- und Erklärungsmodelle wurden gehörig durcheinandergewirbelt. Wir kamen in Berührung mit dem hinduistischen Weltbild und ließen uns in die Transzendentale Meditation des Maharishi Mahesh Yogi einführen. Dadurch eröffnete sich mir eine Methode der Innenschau, die meinen Bedürfnissen entgegenkam und Erklärungsansätze für meine Erfahrungen bot.

Ich stürzte mich Hals über Kopf in die Gedankenwelt des tibetischen Buddhismus und fand einen Pfad aus dem Schlamassel, den die unterschiedlichen Wahrnehmungen der sichtbaren und der Innenwelt bei mir verursacht hatten.

Mit zunehmendem Alter merkte ich, dass es nicht genügte, sich geistig fit zu halten – mir fehlte offensichtlich ein Mittel, die angeeigneten mentalen Fertigkeiten auf meinen Körper anzuwenden. Zwar brachte mir die moderne Medizin Linderung. Allerdings hatten die äußerlichen Krankheiten meine innere Wahrnehmung mit beschädigt. Ich empfand mich nicht mehr als intakt und vollständig.

Während ich mich zuvor auf meinem Lebensweg weitgehend auf meine innere Führung verlassen hatte, war es nun meine Frau, die mich mit Uwe Goller bekannt machte. Sie hat eine ausgesprochene Empfindsamkeit für Therapieansätze, die bei ihr durchgreifend wirken. So hatte sie mir erzählt, wie sie bei einer besonders einfühlsamen Fußbehandlung regelrecht in Trance geraten war. Daher wunderte es mich nicht, als sie von einem Reiki-Meister berichtete, der bei ihr ebenfalls eine derart tiefgründige Erfahrung auslöste. Es war ihr ein Bedürfnis, dass ich Uwe Goller kennenlernte.

In Göppingen angekommen, erlebte ich einen vergnügten, offenherzigen Vollbluttherapeuten, der die Situation gekonnt zu entkrampfen verstand. Bei der ersten Behandlung war das Eis schnell gebrochen, wir tauschten uns rege und offen aus. Er erzählte von sich und fragte mich während der Sitzung alle möglichen und unmöglichen Dinge. Ich hatte Mühe, mich auf die körperlichen und geistigen Empfindungen zu konzentrieren – und das, obwohl sie enorm intensiv waren.

Aufgrund des überwältigenden Erfolges der ersten Behandlungen kam ich bald zu dem Schluss, dass die Methode des Handauflegens für mich geeignet war, die erworbenen mentalen Techniken auf der körperlichen Ebene anzuwenden. Also begann ich bei Uwe Goller eine Reiki-Ausbildung, und wir führten den ausgesprochen fruchtbaren Austausch fort. Wir verstanden uns von Anfang an, waren offensichtlich auf der gleichen Wellenlänge. Es entwickelte sich eine Art Symbiose wie bei einem alten Ehepaar. Zwischendurch gewitterte es auch mal zwischen uns – doch hinterher schien immer wieder die Sonne.

So lag es nahe, dass wir Uwes Plan, ein Buch über das Handauflegen zu schreiben, nunmehr gemeinsam angingen. Dabei hat uns die intensive Beschäftigung mit unseren Vorgeschichten noch näher zusammengeführt, und ich lernte Uwes intuitive Denkweise immer besser kennen.

Ich profitierte von der Behandlung, seinem persönlichen Coaching und den Seminaren, konnte dadurch einen neuen Zugang zu mir selbst finden und ein Gespür für meine verborgenen »Baustellen« entwickeln. Dies erwies sich als Möglichkeit, meine Begabung weiter zu entfalten. Nun bietet sich die Gelegenheit, in diesem Buch die wissenschaftlichen Grundlagen für das Handauflegen darzustellen und so dem zwiespältigen Thema, das von der Fachwelt oft noch belächelt wird, zu der Beachtung zu verhelfen, die ihm gebührt.

Wissenschaftliche Erkenntnisse

Die Dokumentationen und Berichte über das Handauflegen in den Medien legen durchaus eine befürwortende Grundhaltung nahe. Zwar beeilt man sich in den wissenschaftlich orientierten Abhandlungen, darauf hinzuweisen, dass das Handauflegen schulmedizinisch keinesfalls anerkannt sei. Aber die meisten Autorinnen und Autoren sind doch optimistisch bis überrascht und begeistert, was die spürbaren Erfolge angeht. Letztlich sprechen viele eine Empfehlung für die Behandlung durch Handauflegen aus, selbst in professionellen Einrichtungen und in Krankenhäusern.

In der Physiologie, der Wissenschaft von den Lebensvorgängen, gibt es einige Erkenntnisse über Zusammenhänge, die darauf hinweisen, dass es von der Natur gewollt und so eingerichtet ist, dass durch direkten Kontakt und gezielte Berührung die körpereigenen Heilungsprozesse unterstützt und verstärkt werden. Durch das Anfassen werden folgende Reaktionen ausgelöst:

- Der Stresslevel wird durch den Parasympathikus, den »Ruhe- und Erholungsnerv«, heruntergefahren.
- Der Stoffwechsel wird angeregt.
- Lokal nimmt die Durchblutung zu.
- Die Muskulatur entspannt sich.

Diese sich gegenseitig verstärkenden Effekte können durch Medikamentengabe kaum in dieser Konstellation nachgeahmt werden. Es handelt sich beim Handauflegen also um eine natürliche, nebenwirkungsarme Möglichkeit zur Steigerung des Wohlbefindens, die ohne Aufwand jederzeit und überall angewendet werden kann.

In manchen Fällen kann es zu einer »Erstverschlimmerung« der Beschwerden kommen, vergleichbar mit der Wirkungsweise der Homöopathie. Diese wird jedoch eher als eine Bestätigung der Wirksamkeit und des Ansprechens auf die Behandlung erlebt und wandelt sich in der Regel nach wenigen Tagen in eine Linderung und Besserung.

Durch das betont rationale und mechanistische, sogenannte kartesianische, Weltbild der letzten Jahrhunderte, das durch den Philosophen und Naturwissenschaftler René Descartes (lateinisch Cartesius, 1596–1650) eingeführt wurde, hat sich in unserer abendländischen Kultur ein Widerwillen gegen alles Unerklärliche entwickelt. Alles, was auch nur im Geringsten anzuzweifeln wäre, wird kategorisch abgelehnt. Auf diese Weise sind auch traditionelle Heilansätze in Zweifel gezogen worden und schließlich in Vergessenheit geraten.

In den vergangenen Jahrzehnten fand eine Rückbesinnung statt. Die »alternative Medizin« hat in fast allen medizinischen Einrichtungen wieder Einzug gehalten. Es gibt immer mehr Kollegen, die solche Methoden als Unterstützung fördern und den Austausch über die Wirkungsweise und Methodik suchen.

Wir möchten uns keinesfalls gegen die anerkannte, evidenzbasierte Medizin aussprechen, die ohne Zweifel ihre Berechtigung und ihre klar umrissenen Indikationen besitzt. Es geht uns vielmehr darum, diese oft aufwendigen Maßnahmen tatsächlich auf die indizierten Fälle zu beschränken und mehr Aufmerksamkeit auf die schonenden und entwicklungsgeschichtlich etablierteren Heilmaßnahmen zu lenken.

Zudem ist das Handauflegen eine gute Ergänzung zu den modernen Heilmethoden, besonders bei schweren und chronischen Erkrankungen, aber auch, wenn die Therapiemaßnahmen kräftezehrend sind wie bei einigen Chemotherapien oder der Bestrahlung von bösartigen Tumoren.

Gerade auch für die Selbstbehandlung bietet sich die Methode des Handauflegens als eine jederzeit verfügbare und überall anwendbare Maßnahme an, zum Beispiel bei akuten Schmerzen, Verspannungen und Erschöpfung. Nicht zu vernachlässigen ist die Wirkung auf die Psyche. So zeigt das Handauflegen unter anderem bei Überforderung, Zerstreutheit, Burn-out, innerer Unruhe und Nervosität gute Wirkungen. Auch bei der Vorbereitung auf besonders fordernde Situationen wie eine wichtige Präsentation, ein Bewerbungsgespräch oder sportliche Wettkämpfe hat es eine beruhigende, sammelnde und entspannende Wirkung, die es ermöglicht, die angestrebte Leistung unbehindert und fokussiert zum gewünschten Zeitpunkt abzurufen.

Für das Handauflegen sind fünf Organsysteme von besonderer Bedeutung: die Hände, das Hormonsystem, das – insbesondere autonome – Nervensystem, das Herz-Kreislauf-System und der Bauch mit dem enterischen (also dem Darm-)Nervensystem, das oft als zweites Gehirn bezeichnet wird.

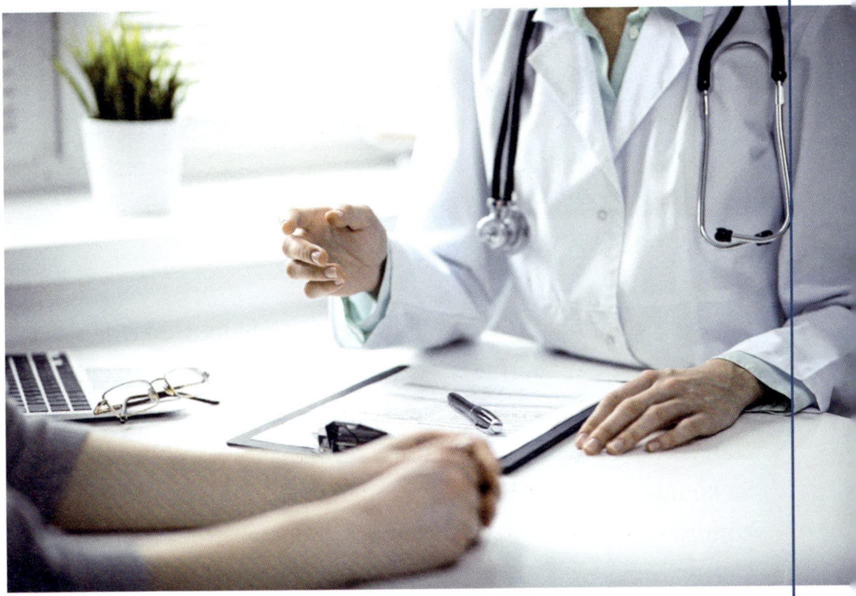

Die Hände

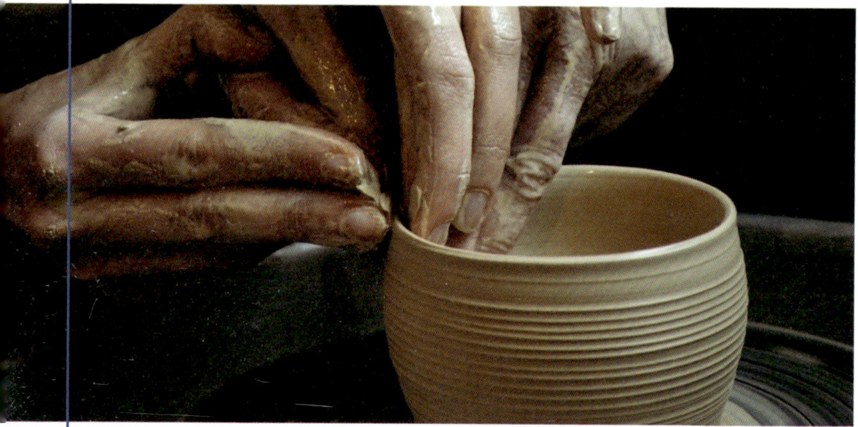

Bei der Evolution des Menschen haben sich die Hände aus den Vorderfüßen der Vierfüßer entwickelt. Durch den aufrechten, zweibeinigen Gang waren diese zum Greifen beim Klettern und zum Auflesen von Nahrung und Gegenständen frei geworden. So konnte sich über die Jahrmillionen mit der Hand ein äußerst komplexes Werkzeug entwickeln, mit dessen Hilfe wir komplizierte »Hand-werkliche« Objekte und Kunstwerke erschaffen, Hilfsmittel gezielt und effektiv einsetzen, schreiben, kämpfen, musizieren oder die Tanzpartnerin führen – und eben auch heilen und Beschwerden lindern können.

Für diese vielfältigen Funktionen und Aufgaben besitzen wir in der Hand ein sehr dichtes und differenziertes Netz von Nervenzellen: mit etwa 17000 Berührungs-, Vibrations- und Druckrezeptoren in der Handfläche sowie etwa 700 Rezeptoren in jedem Finger. Die Sensorendichte im Körper ist an der Zungenspitze und an den Fingerkuppen am höchsten. Aus diesem Umstand leitet sich das sprichwörtliche »Fingerspitzengefühl« ab.

In den zugehörigen Arealen im Gehirn finden sich entsprechend große Bereiche für die Informationsverarbeitung, aber auch für die Steuerung der Fingermotorik vom kraftvollen Griff bis zu filigranen Bewegungen.

Die Hand hat in allen Kulturen eine große Bedeutung und Symbolkraft. Schon in der Steinzeit wurden bei der Höhlenmalerei die Hände abgebildet – möglicherweise als eine individuelle Signatur der Künstler. Auch unser Zählsystem, das auf der Zehn basierende Dezimalsystem, begründet sich auf die Anzahl der Finger beider Hände. Bei den römischen Ziffern werden die Finger der Hand noch schematisch dargestellt.

Beim sozialen Umgang und der Kontaktaufnahme mit unseren Mitmenschen benutzen wir die Hände zur Begrüßung, indem wir einander die Hände schütteln, uns berühren oder umarmen als Zeichen der Verbundenheit. Bei der Kommunikation wird die Gestik der Hände zur Betonung und Verdeutlichung benutzt, oder wir geben spezielle Handzeichen, die in verschiedenen Kulturen oft unterschiedlich gedeutet werden, was zu Missverständnissen führen kann. Auch bei der Gebärdensprache von gehörlosen Menschen spielen die Hände die zentrale Rolle. Im religiösen Umfeld werden die Hände zum Segnen und Beten eingesetzt. Und in den fernöstlichen Religionen haben symbolische Gesten und Handhaltungen, die sogenannten Mudras, eine wichtige spirituelle Bedeutung.

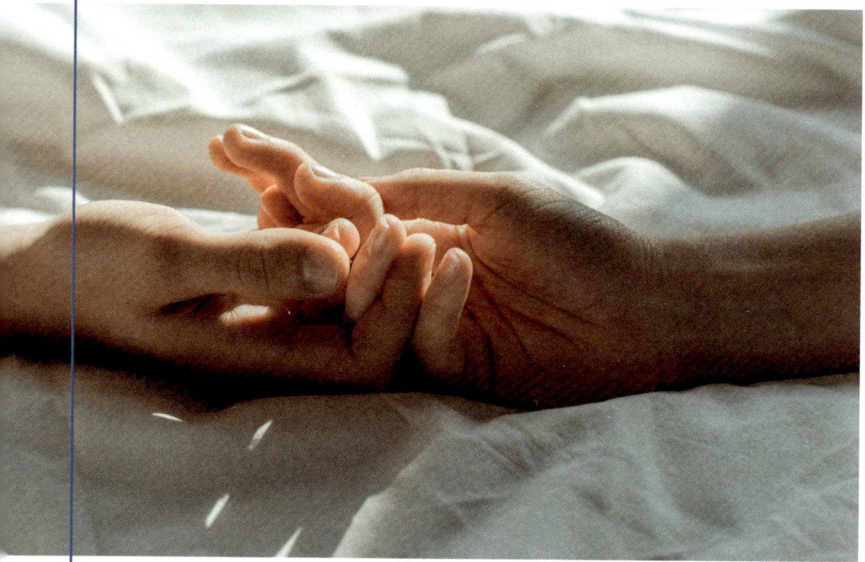

Durch die Berührung können uns unsere Hände eine der schönsten und magischsten Erfahrungen bereiten.

Das Handauflegen entfaltet seine wohltuende und entspannende Wirkung auch dann, wenn die Hände nicht direkt auf die Haut aufgelegt, sondern mit etwas Abstand über dem Körper gehalten werden – sozusagen in der Aura. Deswegen wird die Behandlung am bekleideten Körper durchgeführt. Es wird sogar empfohlen, sich zusätzlich in eine Decke einzuwickeln, damit man sich auch bei einer längeren Anwendung gut entspannen kann.

Eine interessante Erfahrung ist, dass in den Handflächen beim Erspüren des zu behandelnden Areals unterschiedliche Qualitäten wahrgenommen werden können: Störungen werden als warm, kühl, gedämpfter Widerstand oder Prickeln gefühlt. Diese Empfindungen werden im Reiki unterschiedlichen Ausprägungen von Toxizität (»Byosen«) zugeordnet.

Diese Methode ist jedoch nicht dafür geeignet, einen Krankheitszustand festzustellen. Wenn Sie vermuten, dass etwas Ernstes in Ihrem Körper vorgehen könnte, empfehlen wir Ihnen dringend, beim Hausarzt eine Diagnostik und Behandlung vornehmen zu lassen, die dann selbstverständlich durch Handauflegen begleitet werden kann.

Innere Sekretion und Hormone

Eine besondere Rolle beim Handauflegen scheint Oxytocin zu spielen, ein Hormon, das aus neun Aminosäuren besteht. Das Verständnis von Oxytocin hat in den Neurowissenschaften in den letzten Jahren gewissermaßen eine Karriere vollzogen. Nachdem es zunächst hauptsächlich als Hormon für die Einleitung der Geburt und für den Milcheinschuss bei der Mutter bekannt war, entdeckte man in den letzten Jahren seine Aufgabe für die körperliche Erholung und Genesung sowie bei der Steuerung des Sozialverhaltens.

Oxytocin wird im Zwischenhirn (Hypothalamus) gebildet und in der Hirnanhangsdrüse (Hypophyse) gespeichert. Seine Wirkung ist weniger von der Menge des produzierten und ausgeschütteten Hormons abhängig als vielmehr von der Anzahl der ausgebildeten Rezeptoren. Entsprechend dem Schlüssel-Schloss-Prinzip lösen diese im Zielorgan eine bestimmte Reaktion aus, wenn das Hormon andockt. Es ist also die »Bereitschaft« des Organs, die das Ausmaß der Reaktion bestimmt.

Zusätzlich kann Oxytocin durch Stimulation des Parasympathikus die Aufgabe eines Neurotransmitters zur Übertragung von Nervenimpulsen im vegetativen Nervensystem übernehmen. Dort ist es der Gegenspieler des Stresshormons Cortisol, denn es hat einen beruhigenden Effekt, verringert die Auswirkungen von Stress und fördert das soziale Gruppenverhalten.

Oxytocin bewirkt einen ruhigeren und kräftigeren Herzschlag, beschleunigt die Harnausscheidung durch die Niere, reduziert den Blutdruck und hat einen günstigen Einfluss auf den Fettstoffwechsel. Diese Wirkungen sind insgesamt charakteristisch für eine gesunde Lebensweise. Daneben verbessert das Hormon die Wundheilung, und es gibt Hinweise, dass es das Wachstum von Krebszellen verlangsamen kann.

Die Ausschüttung von Oxytocin wird durch Berührung, angenehmem Körperkontakt, Umarmungen, Streicheln und Massieren hervorgerufen. Es liegt also nahe, dass ein direkter Zusammenhang zwischen dem Handauflegen und der Oxytocinbereitstellung besteht. Für diesen Aspekt des Wirkmechanismus spricht auch, dass beim Handauflegen die erwünschten Effekte erst im Verlauf von mehreren Sekunden bis wenigen Minuten eintreten. Für eine komplette Sitzung mit unterschiedlichen Handpositionen sollte daher mindestens eine Viertelstunde eingeplant werden, um einen spürbaren Effekt zu erzielen.

Zusätzlich kann die Oxytocinausschüttung durch Geruchs-, Klang- und Lichtstimulation unterstützt werden. Auch beim Singen erhöht sich messbar der Oxytocinspiegel im Blut.

Der Umstand, dass das Ausmaß der Oxytocinwirkung von der Bereitschaft des Zielorgans abhängt, erklärt auch, dass der Effekt des Handauflegens mit der Anzahl der Sitzungen spürbar gesteigert werden kann. Ja, man kann regelrecht von einem Trainingseffekt sprechen. Daher wird in komplexen Fällen immer eine mehrfache Wiederholung der Behandlung, unter Umständen sogar mehrmals täglich, geraten. Neu ausgebildeten Therapeuten empfehlen wir deshalb, über einen gewissen Zeitraum die Selbstbehandlung täglich zu üben, damit sie an sich selbst das veränderte Körperempfinden wahrnehmen können.

Da auch Studien über die Meditation zu vergleichbaren Ergebnissen kommen, kann man davon ausgehen, dass durch das Geistestraining ebenfalls Oxytocin bereitgestellt wird. Dieser Umstand erklärt die Steigerung der Wirkung des Handauflegens, die Meditation mit sich bringt. Ein Therapeut kann durch eine regelmäßige Meditationspraxis bei den Klienten deutlich intensivere Empfindungen auslösen.

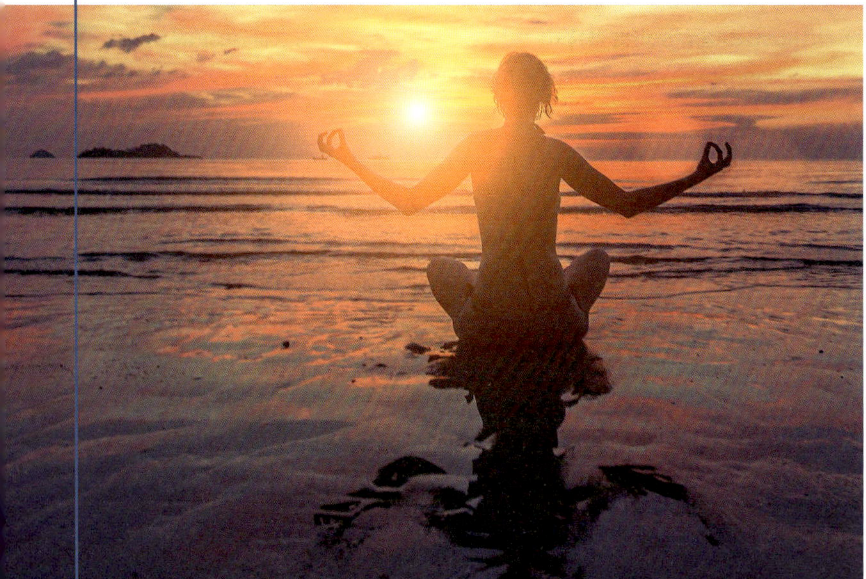

Das Gehirn und das Nervensystem

Strukturell besteht das menschliche Nervensystem aus dem zentralen Nervensystem (Gehirn und Rückenmark) sowie dem peripheren Nervensystem, also den Nervenfasern im gesamten Körper. Das menschliche Gehirn verarbeitet die Sinneswahrnehmungen, steuert und koordiniert viele Abläufe des Organismus und speichert komplexe Informationen.

Der Sitz des Bewusstseins

In der modernen Medizin wird das Gehirn als der Sitz des Bewusstseins angesehen. Dies wird aus Erkenntnissen aus der Forschung über schwere Gehirnschädigungen abgeleitet. Allerdings weisen Übersichtsveröffentlichungen darauf hin, dass es keine generelle Definition für das Bewusstsein gibt und dass diese abhängig ist von der neurowissenschaftlichen oder philosophischen Position.[*]

In vielen Kulturen, sowohl in der Poesie als auch im Volksmund, wird das Herz als ein – zusätzliches – Zentrum des Bewusstseins wahrgenommen, besonders, wenn es um Mitgefühl und andere »Herzensangelegenheiten« geht. Dies drückt sich auch in der Erfahrung aus, dass im Umgang mit unseren Mitmenschen eine besondere Qualität des Miteinanders erzeugt werden kann, wenn wir unsere Wahrnehmungen und Aktivitä-

---

* Erbguth, F.: Akute und chronische Bewusstseinsstörungen bei schweren Gehirnschädigungen. In: »Palliativmedizin« 5/2019. Stuttgart: Thieme, S. 251–263.

ten in der Vorstellung durch das Herz fließen lassen. Antoine de Saint-Exupéry hat es in »Der kleine Prinz« so ausgedrückt: »Nur mit dem Herzen sehen wir deutlich. Das Wesentliche ist für die Augen unsichtbar.«*

Darüber hinaus scheinen Klartraum-, Nahtod- und Meditationserfahrungen darauf hinzuweisen, dass das Bewusstsein nicht notwendig an körperliche Strukturen gebunden ist. Sowohl bei »luziden« Träumen, bei denen man sich im Schlaf darüber bewusst ist, dass man träumt, als auch bei Operationen und schweren Unfällen wird darüber berichtet, dass das Bewusstsein aus dem Körper hinaustritt und die Betroffenen von außen beobachten, was mit ihrem Körper geschieht.

Diese Unabhängigkeit des Bewusstseins ist es wahrscheinlich, was dazu geführt hat, dass in den Weltreligionen von einer unsterblichen Seele oder einer »Essenz des Geistes« ausgegangen wird, die über den physischen Tod hinaus lebt.

Viele Menschen mit tiefen religiösen oder Meditationserfahrungen gelangen zu der Überzeugung, dass es so etwas wie eine universale Intelligenz, etwas Göttliches oder ein alles umfassendes Bewusstsein geben muss, das unserer individuellen Bewusstheit übergeordnet ist und mit dem wir uns verbinden können.

---

* de Saint-Exupéry, A.: Le petit Prince. Paris: Gallimard 2007. Übersetzung von den Autoren.

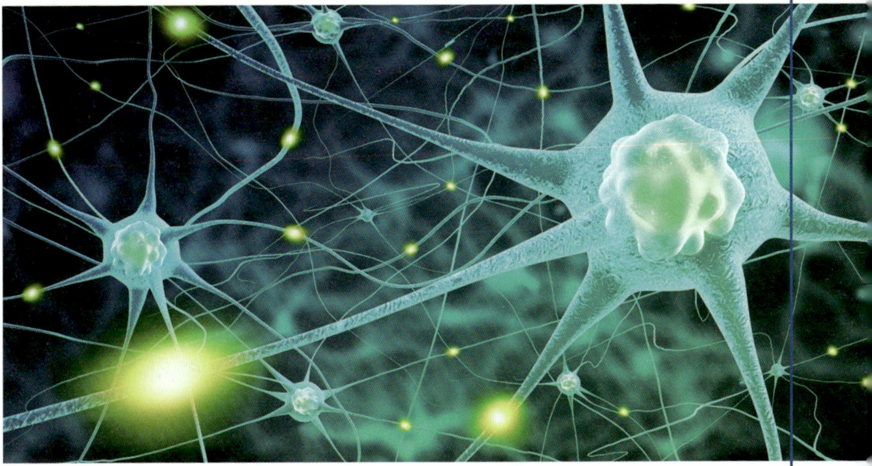

Das autonome/vegetative Nervensystem

Das menschliche Nervensystem umfasst neben den willkürlichen, also vom Willen beeinflussbaren Nerven noch ein sogenanntes autonomes oder vegetatives System, das vor allem für die Steuerung der unbewussten Abläufe im Körper verantwortlich ist. Dazu gehören im Wesentlichen die Aktivitäten der inneren Organe, die wir nicht direkt beeinflussen können, zum Beispiel das enterische, das sympathische und das parasympathische Nervensystem.

Während der Sympathikus eine Leistungssteigerung des Organismus bewirkt (Ergotropie) und dadurch den Körper als Reaktion auf Stresssituationen auf Angriff, Flucht oder andere außergewöhnliche Anstrengungen vorbereitet, hat der Parasympathikus eine beruhigende Wirkung, die die Erholung und den Aufbau von Reserven im Körper fördert sowie die Selbstheilungs- und Reparaturprozesse unterstützt.

In unserer schnelllebigen Zeit, in der die Arbeitsbedingungen immer anspruchsvoller und fordernder werden, ist festzustellen, dass in unseren Körpern die Wirkung des Sympathikus unverhältnismäßig hoch und dauerhaft gesteigert ist. Dies führt zu einer allgemeinen Häufung von »Zivilisationskrankheiten« wie Herzinfarkt, Schlaganfall, Krebserkrankungen und seelischen Störungen wie Depression und Erschöpfung.

Heute sind die Lebensumstände in der westlichen Wirtschaftswelt so, dass wir nur noch durch aktiv, bewusst und regelmäßig ausgeführte Maßnahmen wie Entspannungsübungen, beruhigende Beschäftigungen, Meditation und eben Handauflegen eine lebensfördernde Balance zwischen Sympathikus und Parasympathikus erreichen. Daher empfehlen wir das regelmäßige Praktizieren des Handauflegens zur Regeneration und Selbstheilung.

Die Neuroplastizität

Die Anzahl der Nervenzellen (Neuronen) und die Verbindungen zwischen ihnen (Synapsen) in den spezifischen Hirnarealen und den dazugehörigen Nervenbahnen verändert sich je nach dem Grad der Nutzung. So finden sich für den Tastsinn der Finger, die häufig und sehr differenziert benutzt werden, entsprechend große Areale in der Großhirnrinde, während Berührungen am Rücken auf einem eher kleinen Gehirngebiet abgebildet sind.

Das Nervensystem besitzt jedoch die Fähigkeit, sich ständig an eine veränderte Nutzung anzupassen – die sogenannte neuronale Plastizität oder Neuroplastizität. So hat man bei Taxifahrern, die die Straßennamen und Fahrtrouten in einer großen Stadt erlernen mussten, eine Vergrößerung der Hirnareale für die Orientierung im Hippocampus festgestellt.

Überraschend war aber die Entdeckung, dass auch durch tägliches Meditieren bereits nach wenigen Wochen eine Zunahme der grauen Substanz in der Großhirnrinde feststellbar ist. Solche Studienergebnisse sind heute durch die modernen bildgebenden Verfahren wie die funktionelle Kernspintomografie möglich.

Die strukturelle Veränderbarkeit des Nervensystems betrifft sowohl die Kontaktstellen zwischen den Neuronen – die synaptische Plastizität –, als auch die Anzahl und Funktionen der Neuronen selbst – die neuronale Plastizität. Beide Phänomene sind dafür verantwortlich, dass wir lernen und neue Sachverhalte abspeichern können. Gleichzeitig gewährleisten sie, dass wir alte Muster und gewohnheitsmäßige Verhaltensweisen ändern können, indem wir unser Nervensystem »umprogrammieren«.

Die Neurowissenschaft konnte bestätigen, dass vor allem die häufige Wiederholung von einzuprägenden Sachverhalten und Verhaltensweisen zum Erfolg führt und eine langfristige Speicherung ermöglicht. Der Lernvorgang wird darüber hinaus durch die Verknüpfung der Lerninhalte mit Assoziationen (»Eselsbrücken«) unterstützt, aber auch durch lautes Aussprechen, Aufschreiben oder Singen.

Unsere Fähigkeit, das Nervensystem auf der Zellebene umzuprogrammieren, ist für die Überwindung von gesundheitsschädlichen Gewohnheiten und Denkmustern von entscheidender Bedeutung. So können auch »Schattenthemen« aufgelöst werden, also verdrängte Erlebnisse und Erfahrungen, die aus dem Unbewussten heraus unser Verhalten beeinflussen.

Uns mit diesen Themen auseinanderzusetzen, ermöglicht sowohl im Körper als auch im Geist eine tief greifende strukturelle Veränderung, die die Selbstheilung enorm unterstützt – in Einzelfällen bis hin zur »Spontanheilung« einer lebensbedrohlichen Erkrankung mit medizinisch schlechter Prognose.

Die Lateralisation

Da sich die meisten Nervenbahnen vor dem Eintritt ins Gehirn kreuzen, erfolgt die Steuerung der Körperhälften im Großhirn weitgehend für die jeweils gegenüberliegende Seite. Dementsprechend ist das Gehirn spiegelsymmetrisch aufgebaut. Trotz dieser Struktur der Hirnhälften (Hemisphären) hat man durch Experimente und Beobachtungen herausgefunden, dass die Aufgaben und Funktionen teilweise von einer der beiden Gehirnhälften bevorzugt ausgeführt werden. Diesen Umstand bezeichnet man als Lateralisation. Leicht nachvollziehbar ist dies bei der Rechts- oder Linkshändigkeit, also der bevorzugten Nutzung einer Hand beim Schreiben oder anderen komplexen Tätigkeiten.

Darüber hinaus hat man festgestellt, dass die linke Hemisphäre für das Sprechen (die »Sprachproduktion«) maßgeblich ist, man spricht von einer Dominanz der linken Hirnhälfte. Dies ist für 95 % der Rechtshänder nachgewiesen, aber auch für 70 % der Linkshänder. Auch für die Worterkennung und für mathematische Aufgaben besteht eine Dominanz der linken Hemisphäre. Für die rechte Hemisphäre lässt sich unter anderem eine Bevorzugung bei der räumlichen Wahrnehmung und dem Gesichtserkennen nachweisen.

Aufgrund dieser Erkenntnisse wurde in der Neuropsychologie angenommen, dass eine weitergehende Aufgabenverteilung der Hirnhälften bestehen könnte. Gemäß dem »Hemisphärenmodell«* ging man davon aus, dass die linke

* Haffelder, G.: Wirksamkeit von Familienaufstellungen mit Hilfe des EEG-spektralanalytischen Messverfahrens. In: »Geist und Gehirn 4«. München: Bayerischer Rundfunk 2007.

Hemisphäre Zugang zum »wachen Bewusstsein« habe und rationale, zeitlich lineare und logische Prozesse verarbeite. Demgegenüber sei die rechte Hemisphäre »ganzheitlich, bildhaft, musisch, kreativ, intuitiv, zeitlos, räumlich, emotional und körperorientiert« ausgerichtet.

Auch wenn es durchaus Hinweise für eine unterschiedliche Informationsverarbeitung gemäß diesem Modell gibt, weiß man heute, dass dies lediglich Schwerpunkte und Präferenzen widerspiegelt und keine ausschließlichen Zuständigkeiten darstellt.*

Dennoch bieten diese Erfahrungswerte eine mögliche Erklärung für die unterschiedliche, seitenabhängige Wirkung beim Handauflegen. Um eine gleichmäßige und synchrone Stimulierung beider Hirnhälften zu gewährleisten, wird daher grundsätzlich empfohlen, das Handauflegen zweihändig an beiden Körperhälften anzuwenden.

---

* Karnath, H.-O.; Thier, P.: Neuropsychologie. Heidelberg: Springer 2006.

Das Herz

Das Herz weiß,
der Verstand vermutet.

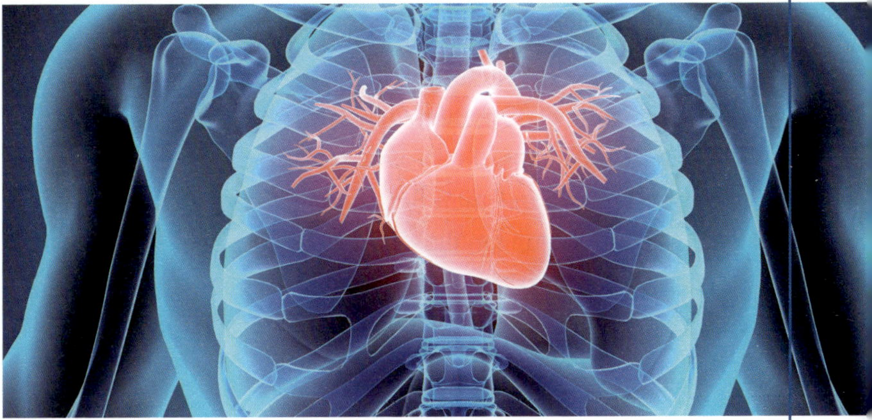

Das menschliche Herz ist ein muskuläres Hohlorgan, durch das das Blut im kleinen Kreislauf durch die Lunge und im großen Kreislauf durch den Körper gepumpt wird. Dabei dienen die Herzklappen als Rückschlagventile, die die Flussrichtung des Blutes steuern. Das in der Lunge mit Sauerstoff angereicherte Blut wird über den linken Vorhof, die linke Herzkammer und die Arterien in den gesamten Körper befördert, der auf diese Weise mit dem lebensnotwendigen Sauerstoff versorgt wird. Gleichzeitig wird das verbrauchte, sauerstoffarme Blut aus den Körpervenen vom rechten Vorhof angesaugt und gelangt über die rechte Herzkammer in die Lunge, wo es wieder mit Sauerstoff angereichert wird.

In Ruhe pumpt das Herz jede Minute einmal das gesamte Blutvolumen des Körpers durch das Kreislaufsystem – beim Erwachsenen sind das etwa fünf Liter. Unter Belastung kann die Pumpleistung auf das bis zu Fünffache gesteigert werden.

Die komplexe Kontraktion des Herzens wird durch elektrische Signale ausgelöst, die spezialisierte Herzmuskelzellen, die Schrittmacherzellen, erzeugen. Über ein Erregungsleitungssystem werden die elektrischen Signale in alle Teile des Herzmuskels – zum Teil zeitversetzt – weitergeleitet. Eine Störung in diesem System kann – zum Beispiel bei einem Herzinfarkt – zu Herzrhythmusstörungen führen, die den korrekten Ablauf der Herzkontraktion verhindern. Im ungünstigsten Fall wird das Blut gar nicht mehr transportiert (Stase), was binnen weniger Minuten zum Tod führt.

Die zentrale Rolle dieses lebenswichtigen Organs findet beim Handauflegen seine Entsprechung: Da vom Herzen aus der gesamte Organismus mit dem wertvollen nährstoffreichen Blut versorgt wird, verstärkt das Handauflegen über dem Herzen die wohltuenden und heilsamen Wirkungen auf alle Organe und Körperteile immens.

Am Herzen selbst kann die beruhigende Wirkung des Parasympathikus innerhalb weniger Sekunden bis Minuten direkt durch die Senkung der Schlagfrequenz wahrgenommen werden. Daher ist das Handauflegen im Bereich des Herzens auch eine gute Unterstützung beim Einschlafen.

Der Bauch

Erst in neuerer Zeit ist die Tatsache in den Fokus der öffentlichen Aufmerksamkeit gerückt, dass das enterische Nervensystem der Darmwand ein eigenständig funktionierendes »zweites Gehirn« darstellt. Dieses Darmnervensystem regelt die Verdauung, also den Transport des Speisebreis und die Aufbereitung und Aufnahme der vielfältigen Nahrungsbestandteile wie auch die Ausscheidung der Endprodukte, der abgestorbenen Zellen, Giftstoffe und infektiösen Erreger. Das enterische Nervensystem hat eine überraschend ähnliche funktionale Struktur wie das Gehirn, gleichwohl arbeitet es weitgehend unabhängig vom »Kopfgehirn«.

Gerade die Struktur und der Aufbau des Darmgehirns legen nahe, dass hier nicht nur die Informationen für die Verdauung gespeichert werden, sondern auch zusätzliches Speichervolumen für andersartige Informationen zur Verfügung steht. Es wäre also durchaus denkbar, dass dort auch Erfahrungen und Erlebnisse in Form von bildhaften Erinnerungen gespeichert werden, was als Erklärung dienen könnte, warum wir in unserer Empfindung die »unterschwelligen« und intuitiven Informationen in der Bauchregion lokalisieren.*

Dies drückt sich in dem Begriff »Bauchgefühl« aus, den wir benutzen, wenn wir eine intuitive Eingebung haben. Wir

---

* Luczak, H.: Neurologie: Wie der Bauch den Kopf bestimmt. In: »Geo« 11/2000. Hamburg: Gruner & Jahr.

tun etwas »aus dem Bauch heraus«, wenn wir eine Handlung spontan ausführen oder eine Entscheidung fällen, die rational nicht ohne Weiteres nachvollziehbar ist.

So erleben viele Menschen beim Handauflegen im Bauchbereich, dass sie an dieses »alte Wissen« und an emotionale, teilweise irrationale, intellektuell zunächst unverständliche Eindrücke, Bilder oder Symbole anknüpfen können. Auf diese Weise können sich durch das Handauflegen verborgene Erfahrungen und Wesenszüge zeigen, die wir verdrängt haben, weil sie unangenehm, schmerzhaft oder peinlich sind. Dieses zusätzliche Wissen können wir für die Selbstheilung und für unsere persönliche Entwicklung nutzen.

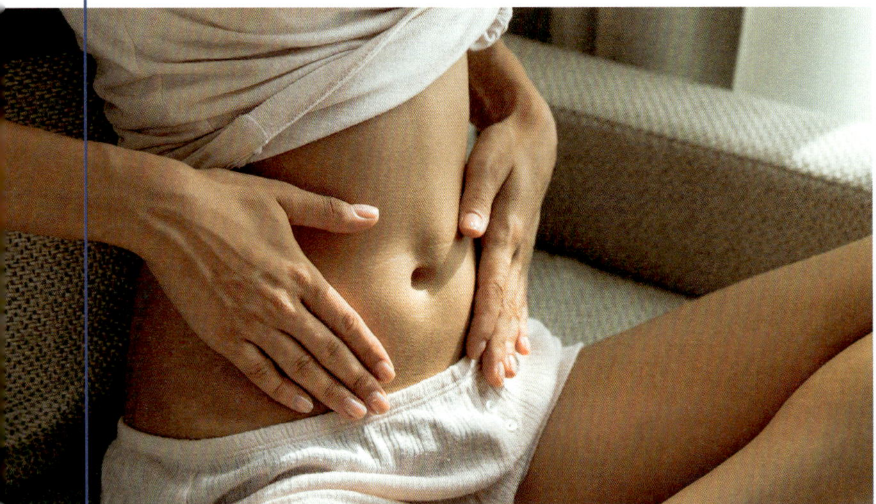

Das Sonnengeflecht

Die anatomische Struktur des Sonnengeflechts (Plexus solaris) besteht aus sympathischen und parasympathischen Nervenfasern, die einen unregelmäßigen Ring mit strahlenförmigen Ausläufern bilden. Er liegt im Oberbauch hinter dem Magen und erstreckt sich vom Brustbein bis zum Bauchnabel. Über das Sonnengeflecht werden Informationen und Steuerungsimpulse zwischen dem Hirnstamm und den Bauchorganen ausgetauscht.

In der Vergangenheit wurde das Sonnengeflecht als »Unterleibsgehirn« bezeichnet, ähnlich dem oben beschriebenen zweiten Gehirn des Darmnervensystems.

Im Hinduismus wird das Chakra »Manipura« dem Sonnengeflecht zugeordnet. Dieses wird auf eine Stelle knapp oberhalb des Bauchnabels projiziert. Es repräsentiert das Selbstverständnis und die persönliche Identifizierung, besonders auch in Form des »inneren Kindes« als Ausdruck von gespeicherten Erfahrungen und Ängsten sowie von unbewussten Gedanken- und Verhaltensmustern.

Praktisches Vorgehen beim Handauflegen

Aus der langjährigen Erfahrung im Handauflegen und dem tiefen Verständnis von Uwe Goller heraus haben sich bestimmte Vorgehensweisen und Rahmenbedingungen ergeben, die einen Behandlungserfolg besonders begünstigen.

Zunächst ist es wichtig, genügend Zeit einzuplanen, um sich nicht unter Druck zu setzen und sich wirklich auf die Erfahrung einlassen zu können. Dadurch können Sie Veränderungen im Empfinden und in der Energie leichter wahrnehmen.

Gehen Sie ohne Erwartungen an die Sitzung heran. Wenn Sie darauf warten, dass Sie etwas Bestimmtes spüren oder wahrnehmen, sind Sie nicht offen für das, was ganz natürlich entstehen kann. Sie können sich von Ihren Erwartungen und Vorstellungen befreien, indem Sie im Stillen sprechen: »Ich lasse es geschehen.«

Empfindsame Menschen werden die Energie deutlicher wahrnehmen. Wenn Sie zunächst nicht viel spüren, heißt das aber nicht, dass Sie für das Handauflegen ungeeignet sind. Die Auswirkungen auf der physiologischen Ebene treten in jedem Fall ein. Es braucht einfach etwas Zeit, bis sich alle beteiligten Körperfunktionen darauf eingestellt haben.

»Ich trage die Absicht in mir,
dass ich absichtslos bin.«

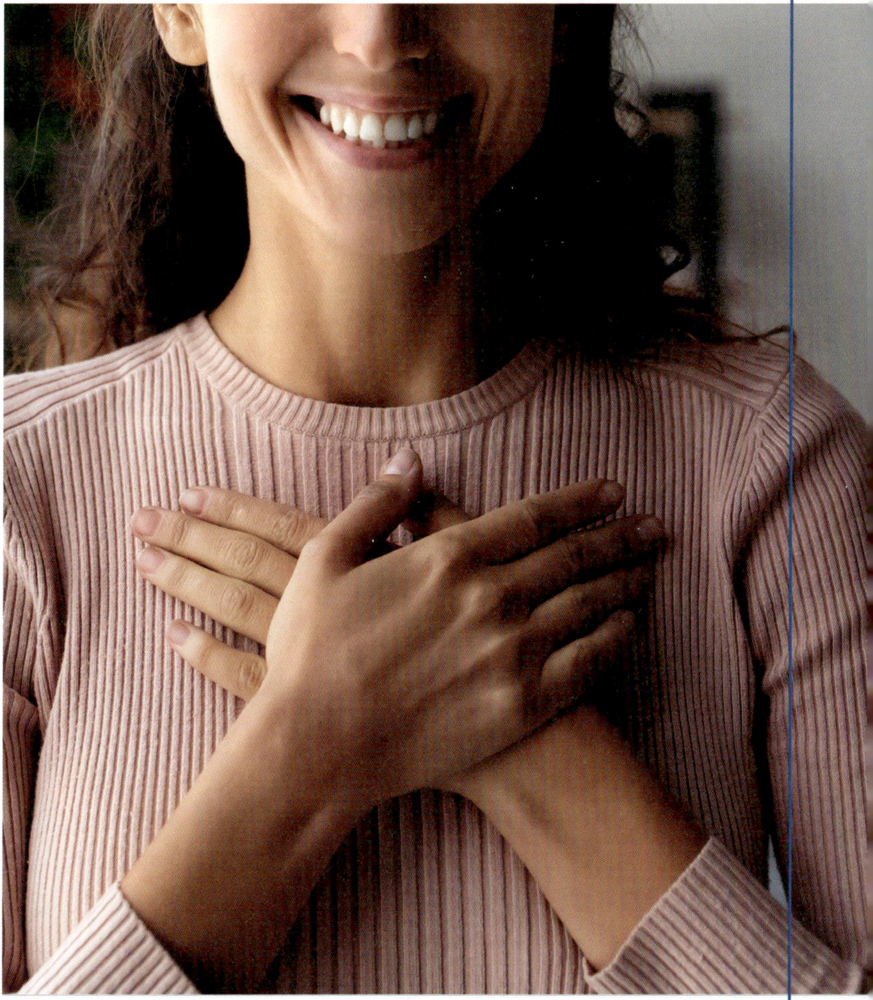

Den Raum vorbereiten

Wenn Sie das Handauflegen in einem Innenraum ausführen, sollte dieser gut gelüftet sein. Sie können auch Ihnen angenehme ätherische Öle versprühen oder entspannende, ruhige Musik auflegen. Kerzenlicht kann ebenfalls eine inspirierende Atmosphäre schaffen.

Schalten Sie Fernseher, Telefon und Handy ab, damit Sie ungestört sind. Sie brauchen eine beruhigende und angenehme Umgebung, möglichst frei von Ablenkungen. Ideal wäre natürlich Ihr Lieblingsort, vor allem in der freien Natur.

Es ist nicht notwendig, dass Sie sich für das Handauflegen entkleiden. Es wirkt auch durch die Kleidung und selbst durch eine zusätzliche warme Decke hindurch.

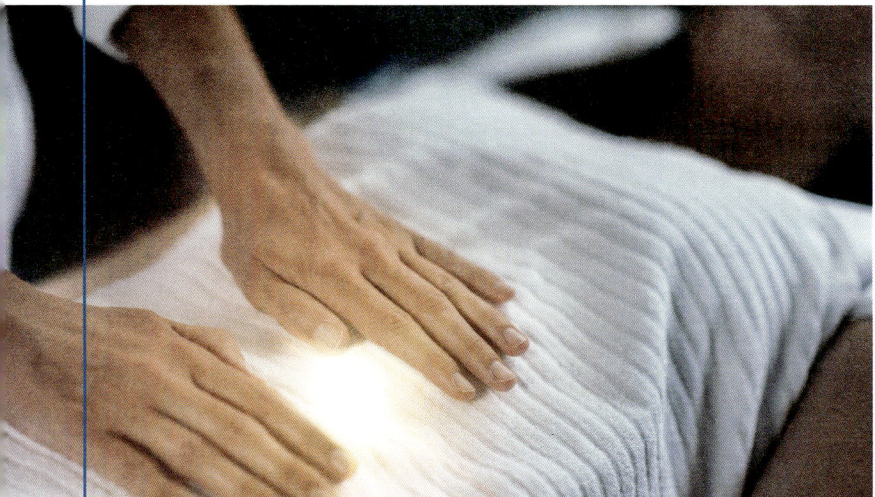

Die Selbstbehandlung

Seelenheil durch Selbstberührung.

Eine Sitzung sollte fünfzehn bis fünfundzwanzig Minuten dauern. Wenn Sie spüren, dass es Ihnen guttut, können Sie die Anwendung natürlich nach Belieben verlängern – aber bitte ohne Ehrgeiz, es soll einfach Freude machen.

Für den Fall, dass Sie an einer diagnostizierten Erkrankung leiden, empfehlen wir Ihnen – besonders im Akutstadium –, parallel zur medizinischen Therapie zwei- bis dreimal täglich das Handauflegen zu praktizieren.

Legen Sie beide Hände auf die Brust über dem Herzen. Sie können die Augen schließen. Atmen sie mehrmals tief ein und aus – bis zu sechsmal. Atmen Sie dabei bevorzugt durch die Nase ein und durch den Mund aus. Lassen Sie alle Gedanken, Vorstellungen und die Erlebnisse des Tages los. Wenn dies nicht gelingt, ist das nicht weiter schlimm. Lassen Sie sich nicht aus der Ruhe bringen.

Sprechen Sie laut oder in Stille die folgenden Sätze: »Ich bin bereit und voller Freude, dass die heilsame Wärme durch meine Hände fließt. Diese Kraft darf sich im Körper ausbreiten, um die Selbstheilungskräfte in mir zu aktivieren.« Sie können zur Verstärkung zusätzlich dreimal wiederholen: »So sei es!«

Legen Sie dann die flachen Hände mit entspannt aneinanderliegenden Fingern an die Stellen Ihres Körpers, von denen Sie das Gefühl haben, dass sie eine besondere Zuwendung benötigen. Verweilen Sie an den Positionen jeweils mindestens für zwei Minuten. Wenn Sie an einer Stelle ungern verweilen oder einen inneren Widerstand spüren, ist das gerade ein Zeichen dafür, dass sie mehr Zuwendung benötigt.

Im Folgenden lernen Sie zehn Grundpositionen kennen, die Sie der Reihe nach anwenden können. Diese Reihenfolge einzuhalten, ist empfehlenswert, wenn Sie Ihre ersten Erfahrungen sammeln. Sie können aber auch intuitiv die Stellen behandeln, die für Sie wichtig sind.

Der Abschluss

Wenn Sie das Gefühl haben, dass es reicht, oder nach einer vorher festgelegten Zeit beenden Sie die Behandlung. Bleiben Sie noch etwas sitzen oder liegen, und spüren Sie der Veränderung Ihrer Körperwahrnehmung nach. Sollten während Ihrer Sitzung das »Gedankenkarussell« wieder anfahren und Sie bemerken, dass Sie zunehmend abgelenkt werden, dann beenden Sie gleich die Anwendung.

Bedanken Sie sich zum Abschluss bei Ihrer Seele oder Ihrer wahren Natur.

Bitte lüften Sie den Raum nach der Anwendung. Sollten Ihre Hände durch die Behandlung unangenehm warm werden, können Sie diese mit kaltem Wasser abkühlen.

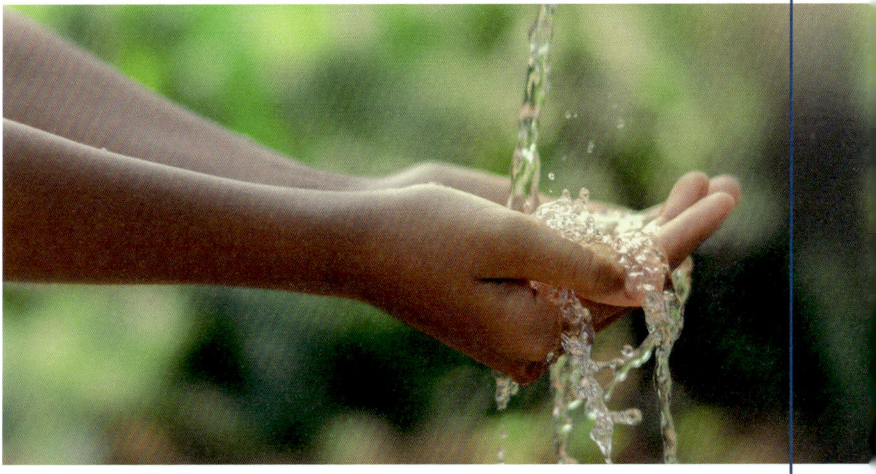

Die Erstverschlimmerung

Bei der Eigenanwendung kann eine Erstverschlimmerung eintreten, wie man sie aus der Homöopathie kennt. Beispielsweise können sich Kopfschmerzen durch das Handauflegen zunächst verstärken, bevor sie nach zwei bis vier Tagen schließlich abklingen.

Grundsätzlich sollten wir uns klarmachen, dass die Symptome, die wir als »Krankheit« bezeichnen, bereits Auswirkungen des Heilungsprozesses im Körper sind. Wir nehmen die Veränderungen oft erst wahr, wenn der Körper bereits auf die krank machende Ursache reagiert. Wenn wir also starke oder sogar zunehmende Symptome erleben, handelt es sich dabei nicht um eine Krankheit, sondern vielmehr um die Anzeichen eines Genesungsprozesses.

Begreifen Sie die Erstverschlimmerung beim Handauflegen daher als ein Signal, dass der Körper sich daranmacht, die pathologische Situation zu beseitigen, die betroffenen Strukturen zu regenerieren oder Giftstoffe und Abfallprodukte auszuschwemmen.

Die Chakras

In der Beschreibung der Handgriffe verweisen wir auf die Chakras, die den einzelnen Positionen zugeordnet sind. Falls Sie mit diesem Konzept noch nicht vertraut sind, wollen wir es daher kurz umreißen.

»Chakra« ist ein Begriff aus dem altindischen Sanskrit. Er bedeutet »Rad« oder »Kreis« und wird in den fernöstlichen Kulturen für Energiezentren im Körper benutzt, die entlang der Körperachse aufgereiht sind. Sie bilden Verknüpfungspunkte zwischen dem physischen, sichtbaren Körper und einem feinstofflichen, mentalen Körper. Sie sind über Energiebahnen miteinander verbunden, wie wir sie von der Akupunktur her kennen.

Üblicherweise werden sieben Hauptchakras beschrieben, die traditionell als Lotosblüten mit einer jeweils definierten Anzahl von Blütenblättern dargestellt werden. Jedes der Chakras wird zudem einer bestimmten Farbe zugeordnet. In neuerer Zeit hat man auch versucht, diese Chakras mit einem mehr oder weniger definierbaren Verschaltungszentrum im Nervensystem zu korrelieren. Dieses steht wiederum mit einem Organ oder einer Drüse des Hormonsystems und des Immunsystems in Verbindung.*

---

* Vgl. Naslednikov, M.: Tantra – Weg der Ekstase. Berlin: Simon und Leutner 1995.

Auf diese Weise ergibt sich die folgende Zuordnung (von unten nach oben):

1. Wurzelchakra/»Muladhara«

Farbe: Rot – **Nervengeflecht:** Plexus sacralis – **Organ:** Keimdrüsen

2. Sakral- oder Sexualchakra/»Svadhistana«

Farbe: Orange – **Nervengeflecht:** Plexus lumbalis oder Plexus hypogastricus inferior – **Organ:** Nebennieren

3. Nabel- oder Solarplexuschakra/»Manipura«

Farbe: Gelb – **Nervengeflecht:** Plexus solaris – **Organ:** Bauchspeicheldrüse

4. Herzchakra/»Anahata«

Farbe: Grün – **Nervengeflecht:** Plexus cardialis – **Organ:** Thymusdrüse

5. Hals- oder Kehlchakra/»Vishuddha«

Farbe: Blau – **Nervengeflecht:** Plexus pharyngealis – **Organ:** Schilddrüse

6. Stirnchakra/»Ajna«

Farbe: Indigo – **Nervengeflecht:** Sinus cavernosus – **Organ:** Hirnanhangsdrüse (Hypophyse)

7. Scheitel- oder Kronenchakra/»Sahasrara«

Farbe: Violett – **Nervengeflecht:** Gehirn – **Organ:** Zirbeldrüse (Epiphyse)

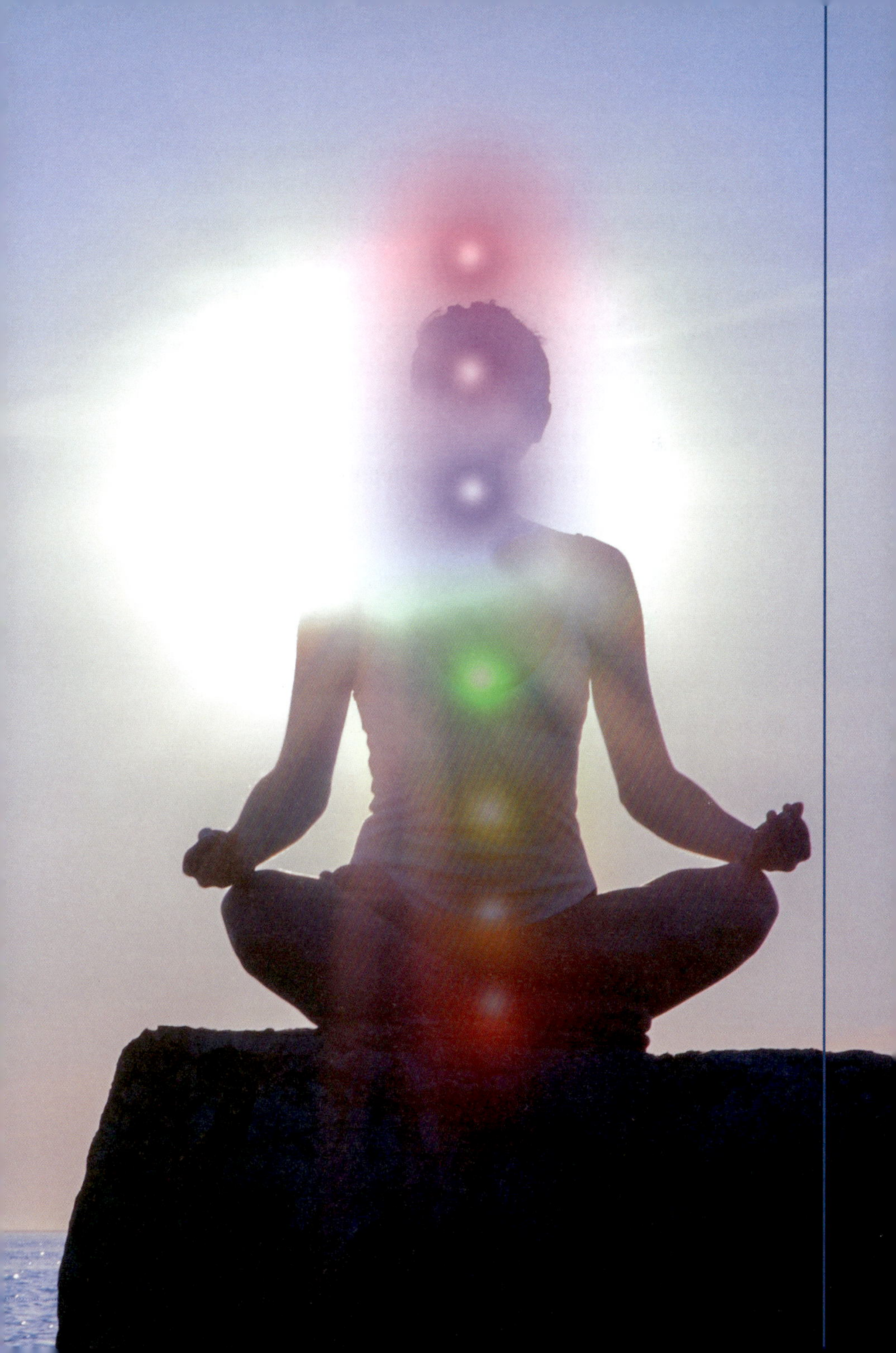

Die Chakras repräsentieren jeweils unterschiedliche universelle Qualitäten des menschlichen Lebens. Aus diesen Qualitäten lassen sich wiederum subjektiv positive und negative Ausprägungen ableiten. Auch steuert jedes Chakra einen spezifischen Aspekt des menschlichen Verhaltens und der menschlichen Entwicklung, und es wird seinerseits dadurch geprägt. Die unteren Chakras, deren Energie langsamer schwingt, stehen mit den Grundbedürfnissen und Emotionen des Menschen in Verbindung. Die feinere Energie der oberen Chakras entspricht den geistigen und spirituellen Fähigkeiten und Bestrebungen des Menschen.

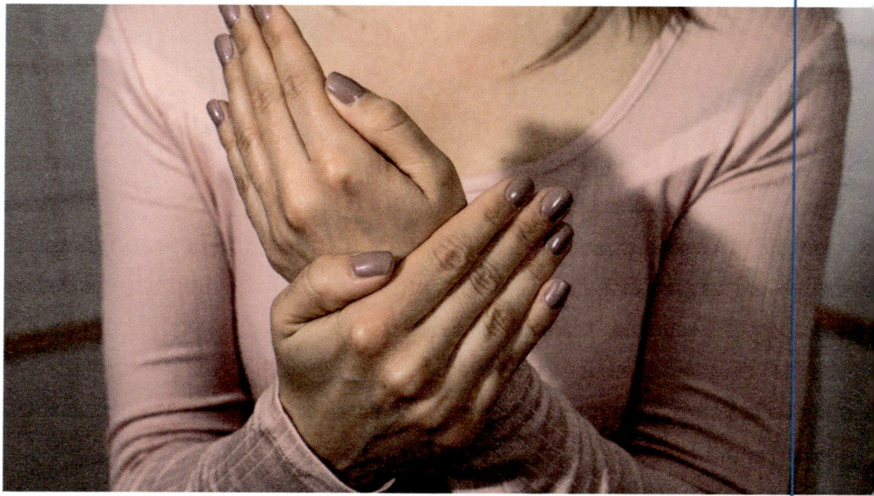

Die zehn Grundgriffe für das Handauflegen

Jetzt stellen wir Ihnen einen Griff zur Vorbereitung und neun Positionen für sämtliche Organsysteme vor, die Sie zum Einüben des Handauflegens nutzen können. Neben den Erklärungen zur Ausführung haben wir die angesprochenen Chakras und eine Auswahl der durch die Anwendung linderbaren Symptome auf der mental-seelischen und auf der körperlichen Ebene aufgeführt. Zu jedem Griff schlagen wir Ihnen zudem eine Affirmation vor, also eine positive Aussage, die Sie im Geist oder auch laut zur geistigen Ausrichtung und zur Verstärkung der Wirkung aussprechen können. Wenn Sie in sich – intuitiv – eine eigene, für Sie passendere Formulierung finden, dann benutzen Sie selbstverständlich diese.

Vorbereitungsgriff – Griff der inneren Stärke

Die Position

Legen Sie beide Handflächen aufeinander, und drehen Sie die Hände um neunzig Grad gegeneinander.

Chakra

› Herznebenchakras in den Handtellern
› Der Energiefluss zum Herzchakra wird verbessert.

Mental-seelische Symptome

› sich handlungsunfähig fühlen
› ausgelaugt sein
› Verbissenheit
› hin- und hergerissen sein
› in Gedanken festgefahren sein

Körperliche Symptome

› Kraftlosigkeit
› Knochenschmerzen
› eingeschränkte Feinmotorik der Hände
› Unterarmbeschwerden
› Kieferprobleme

Affirmation

»Ich wandle die Energie in meinem Körper und lebe meine innere Kraft.«

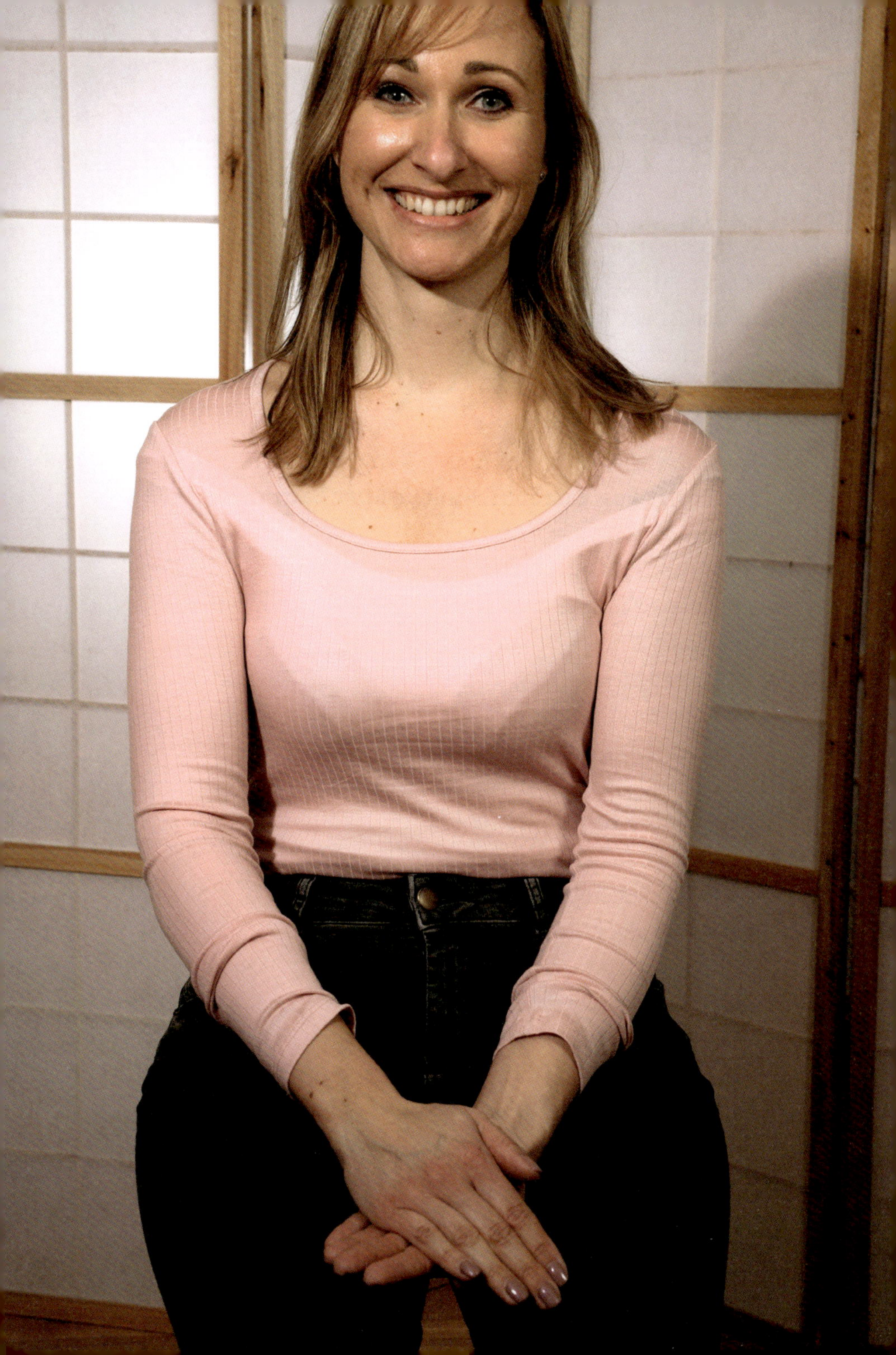

1. Fürsorgegriff – die Hände

Die Position

Legen Sie die rechte Handinnenfläche auf den linken Handrücken, sodass ein Teil des Handgelenks mit abgedeckt ist. Wechseln Sie anschließend die Seiten.

Chakra

› Herznebenchakras in den Handtellern, Herzchakra
› Der Energiefluss zum Solarplexus und zum Sakralchakra wird verbessert.

Mental-seelische Symptome

› Intoleranz
› Herzensenge, -druck
› Mutlosigkeit
› Handlungsunfähigkeit

Körperliche Symptome

› Schmerzen an den Handgelenken
› Karpaltunnelbeschwerden
› einschlafende, kribbelnde Hände
› Rheuma, Arthrose, Gicht an den Händen
› hoher Blutdruck
› unterstützend bei Autoimmunerkrankungen

Affirmation

»Ich gehe in meinem Leben
entschlossen vorwärts und handle jetzt.«

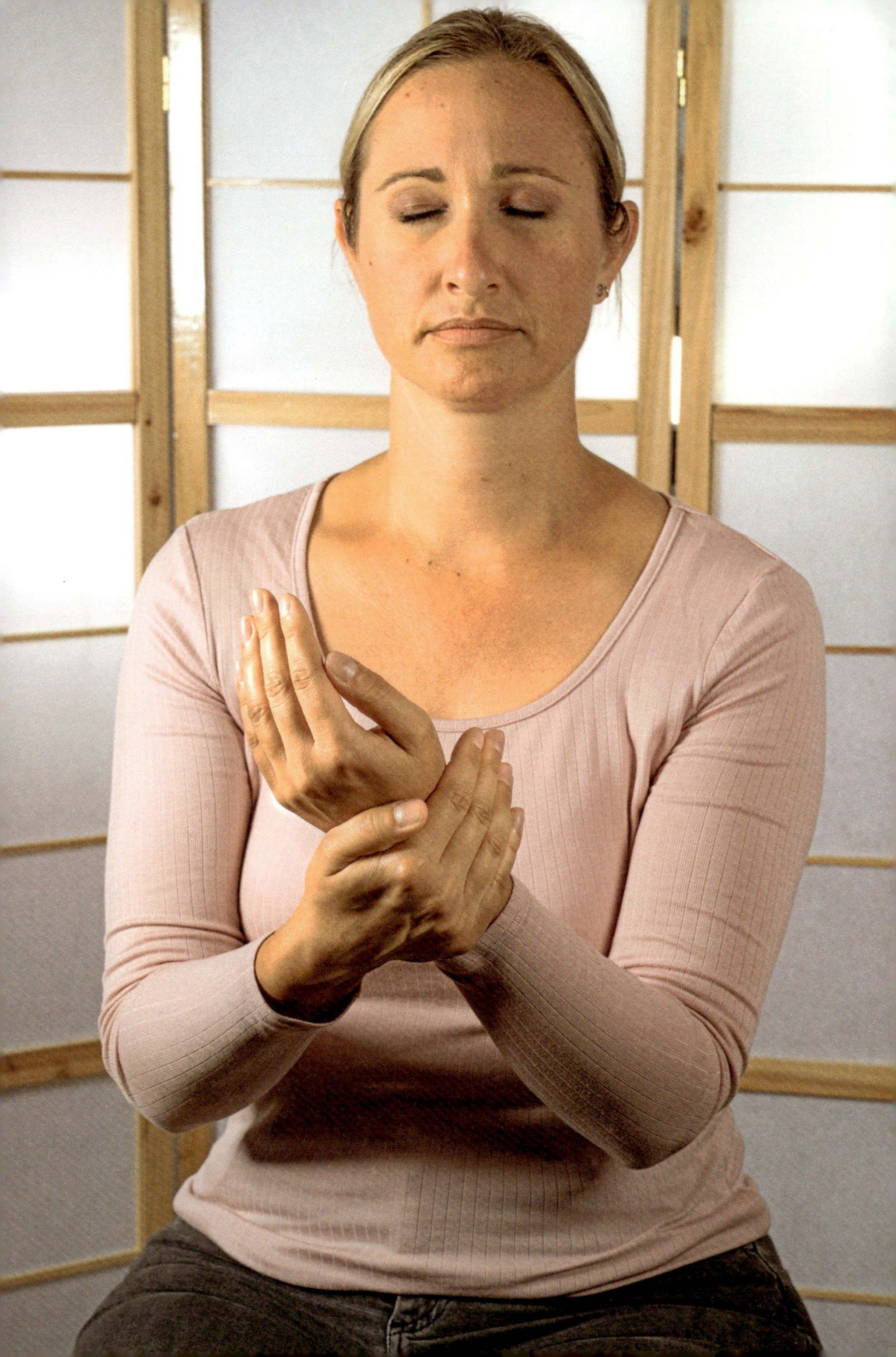

2. Anti-Schock-Griff – das Gesicht

Die Position

Führen Sie beide Handinnenflächen zu den jeweiligen Wangen. Der Mittelfinger liegt dabei eine Daumenbreite unter dem Augenlid.

Chakra

› Scheitel- oder Kronenchakra
› Der Energiefluss zum Sakralchakra wird verbessert.

Mental-seelische Symptome

› Schockzustand
› Ohnmacht
› Enge, Panik
› Überforderung

Körperliche Symptome

› müde Augen
› Knirschen, Mahlen mit den Zähnen
› verstopfte Nasennebenhöhlen
› Probleme mit Unterkiefer und Zähnen

Affirmation

»Ich erinnere mich an meine Begabungen und bin dankbar dafür.«

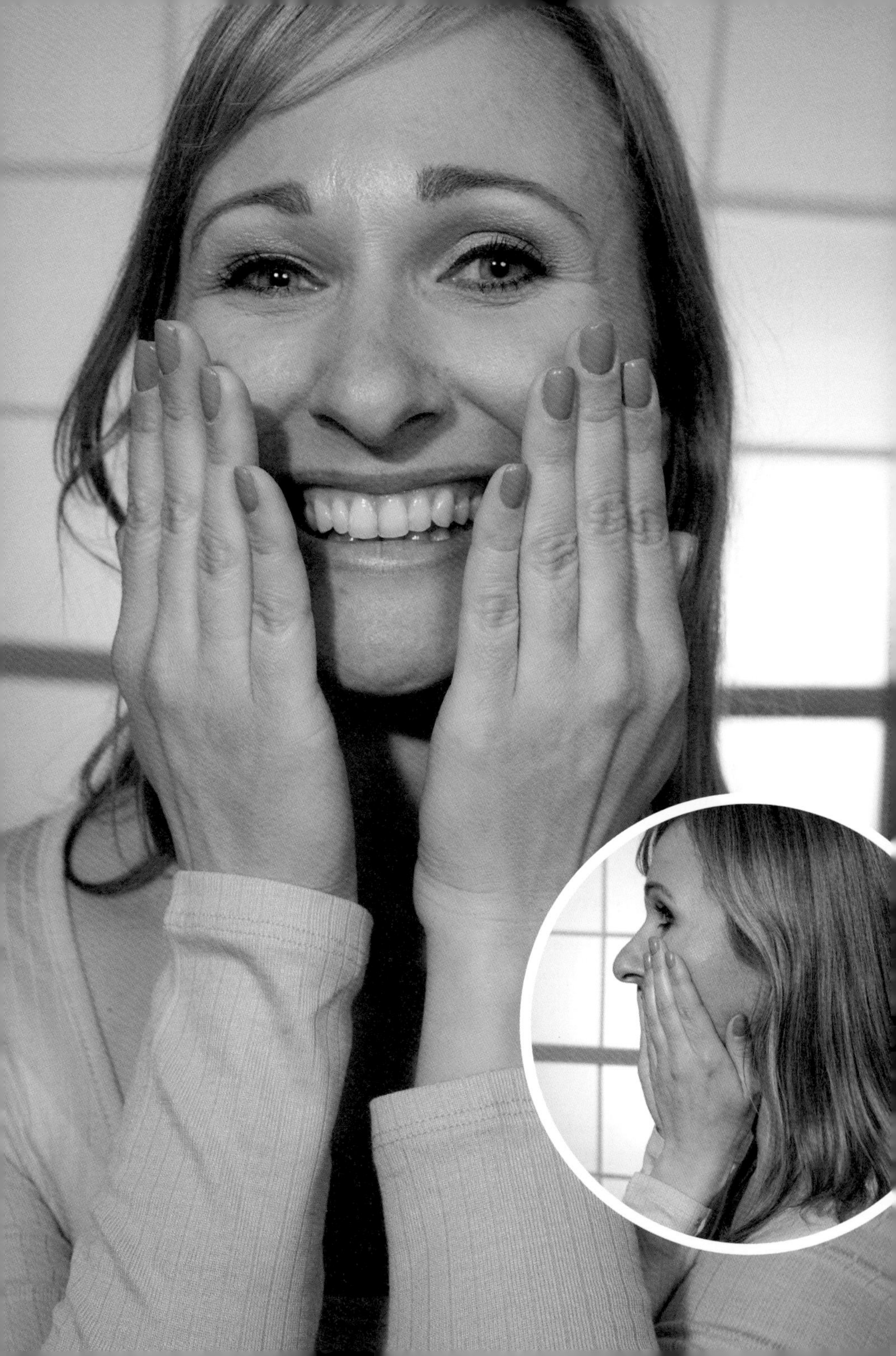

3. Gleichgewichtsgriff – die Ohren

Die Position

Legen Sie beide Hände an die jeweiligen Ohren. Öffnen Sie sie zwischen dem Ring- und dem Mittelfinger wie eine Schere. Schieben Sie die Hände nach unten, sodass das Ohr zwischen diesen Fingern liegt.

Chakra

› Stirnchakra (»Drittes Auge«)
› Der Energiefluss zum Kehlchakra wird verbessert.

Mental-seelische Symptome

› nicht hören wollen
› sich nach außen verschließen
› Gedankenkreisen, Gereiztheit
› sich ausgegrenzt fühlen
› Mangel an Selbstwert und Selbstliebe

Körperliche Symptome

› Schmerzen in der Nackenmuskulatur (Trapezmuskel)
› Kopfschmerzen
› Migräne
› Gleichgewichtsstörungen

Affirmation

»Ich ziehe mich zurück,
um mein Gleichgewicht wiederzufinden.«

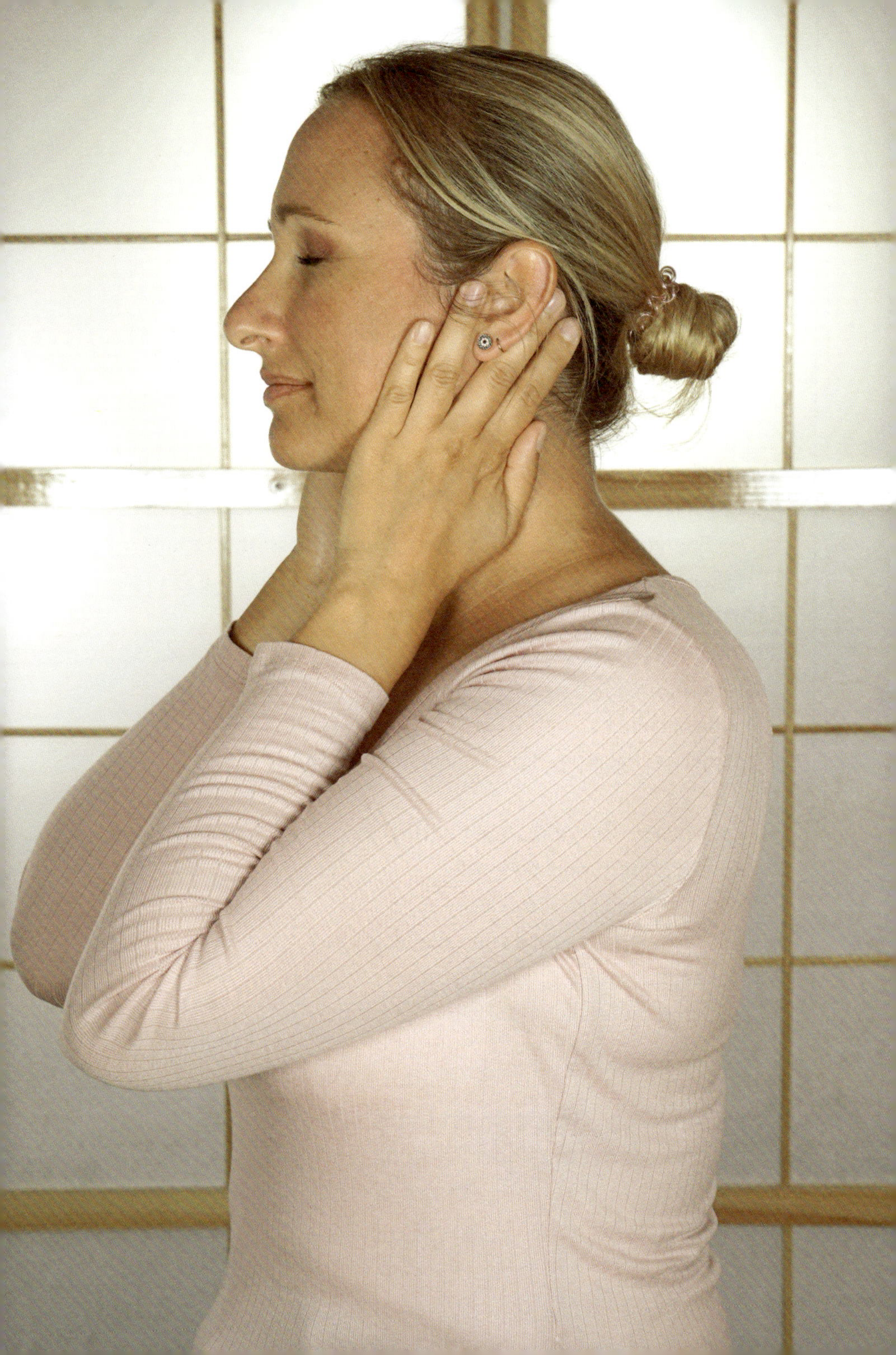

4. Stützender Griff – die Schultern

Die Position

Legen Sie die rechte Hand auf die linke Schulter, und stützen Sie den rechten Ellenbogen mit der linken Hand. Wechseln Sie anschließend die Seiten.

Chakra

› Kehlchakra
› Der Energiefluss zum Sakralchakra wird verbessert.

Mental-seelische Symptome

› fehlende Flexibilität
› Sturheit
› Haltlosigkeit
› Minderwertigkeitsgefühl, Unsicherheit

Körperliche Symptome

› akute Schulterprobleme
› Schmerzen am Schulterblatt
› Auffälligkeiten der Leber und der Milz
› Ellenbogenprobleme, »Tennisarm«
› Probleme im Bereich der Halslymphbahnen

Affirmation

»Ich bin stabil und trage mein Leben mit Leichtigkeit auf meinen Schultern.«

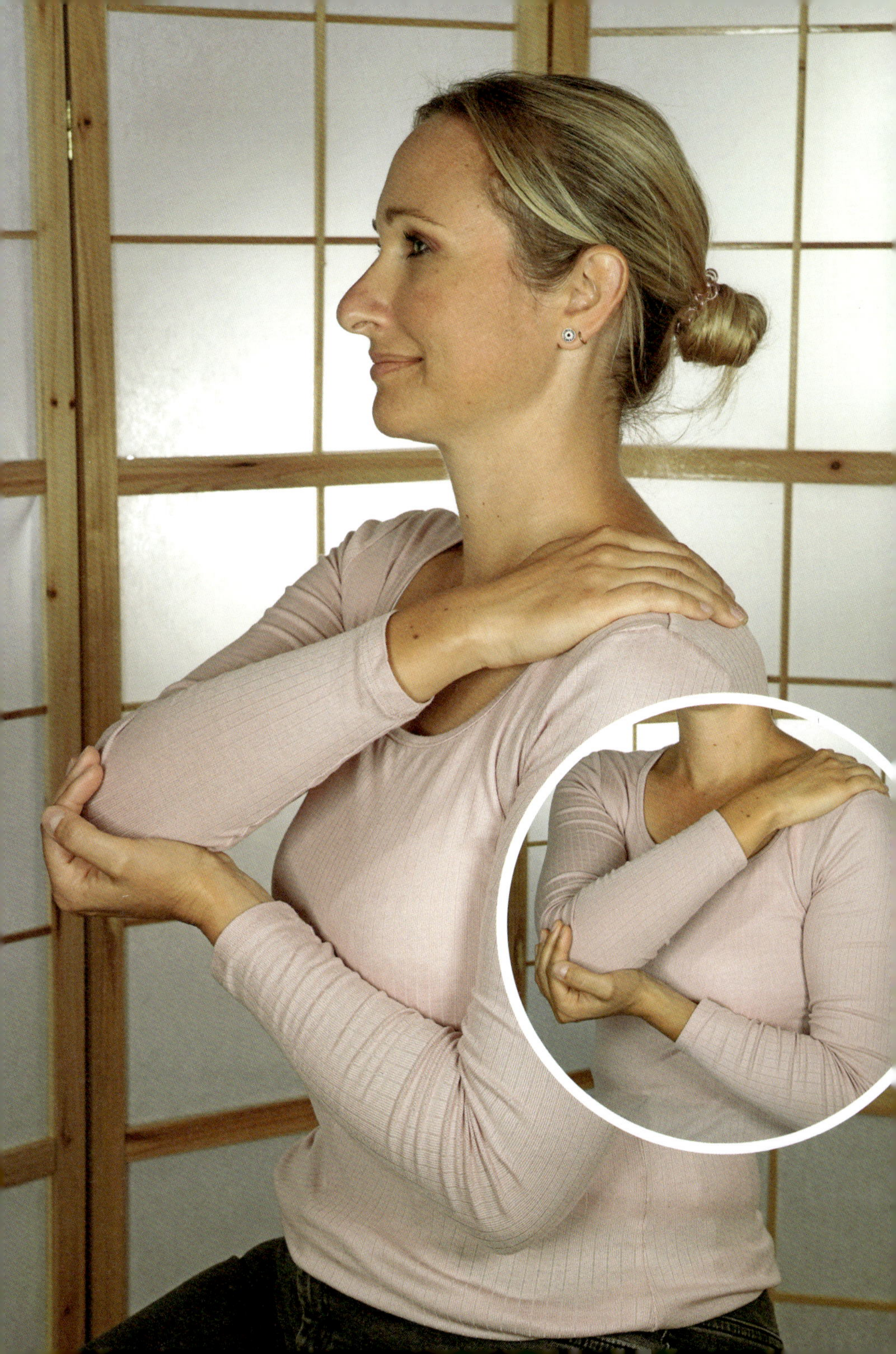

5. Griff der inneren Größe – die Brust

Die Position

Legen Sie zunächst beide Hände so auf die Brust, dass die Fingerspitzen zueinander zeigen. Drehen Sie dann die Hände so, dass die Finger schräg Richtung Hals zeigen. Die Hände berühren einander dabei nicht.

Chakra

› Herzchakra
› Der Energiefluss zum Kehlchakra und zum Solarplexus wird verbessert.

Mental-seelische Symptome

› mangelnde Selbstakzeptanz (Schattenthemen)
› nicht über sich hinauswachsen können
› Schwierigkeiten, über Emotionen zu reden
› Sprachlosigkeit, Stummheit

Körperliche Symptome

› Bronchien-, Lungenbeschwerden
› Röcheln, Probleme im Bereich des Kehldeckels
› Störungen der Herzklappen
› Halswirbel- und Brustwirbelprobleme

Affirmation

»Ich schöpfe aus meiner vollen Kreativität und bin meiner Seele nah.«

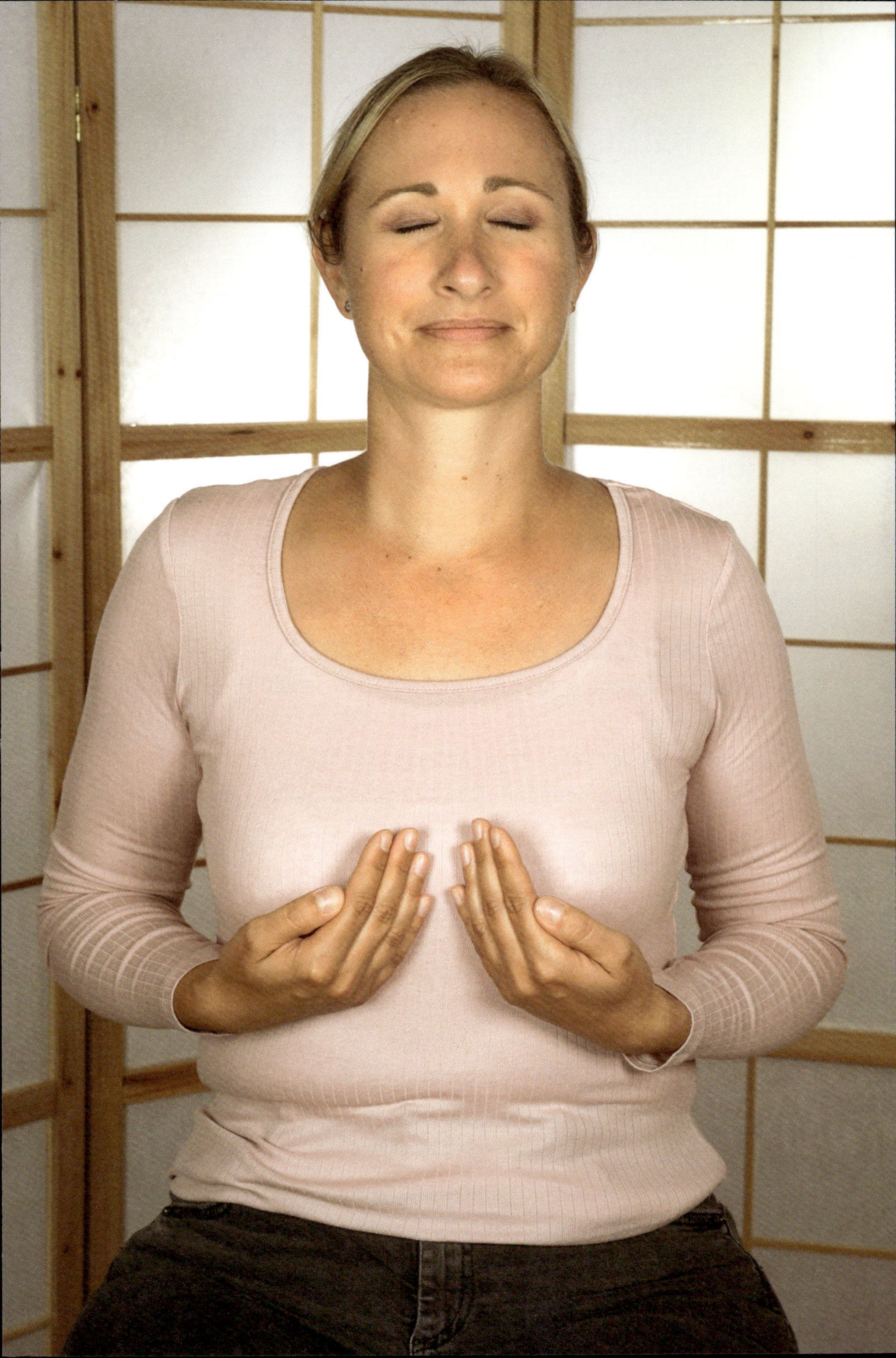

6. Intuitionsgriff – der Bauch

Die Position

Legen Sie beide Hände seitlich auf den Bauch, eine Daumenbreite oberhalb des Bauchnabels. Richten Sie dann die Handflächen schräg nach oben, sodass nur noch die kleinen Finger am Körper anliegen. Die Fingerspitzen beider Hände berühren sich dabei nicht.

Chakra

› Sakralchakra
› Der Energiefluss zum Wurzelchakra und den Wurzelnebenchakras in den Kniekehlen wird verbessert.

Mental-seelische Symptome

› fehlender Zugang zum Unbewussten (Bauchgefühl)
› Dysbalance
› mangelndes Vertrauen in die Zukunft und zu anderen Personen
› sich mental gebrochen fühlen, sich zurückziehen

Körperliche Symptome

› Bauchspeicheldrüsenprobleme
› Magenreizung
› Verdauungsprobleme im Dünndarm
› Beckenprobleme
› Reizdarm, chronische Darmentzündung
› Nierenprobleme

Affirmation

»Ich vertraue meinem Empfinden und handle jetzt danach.«

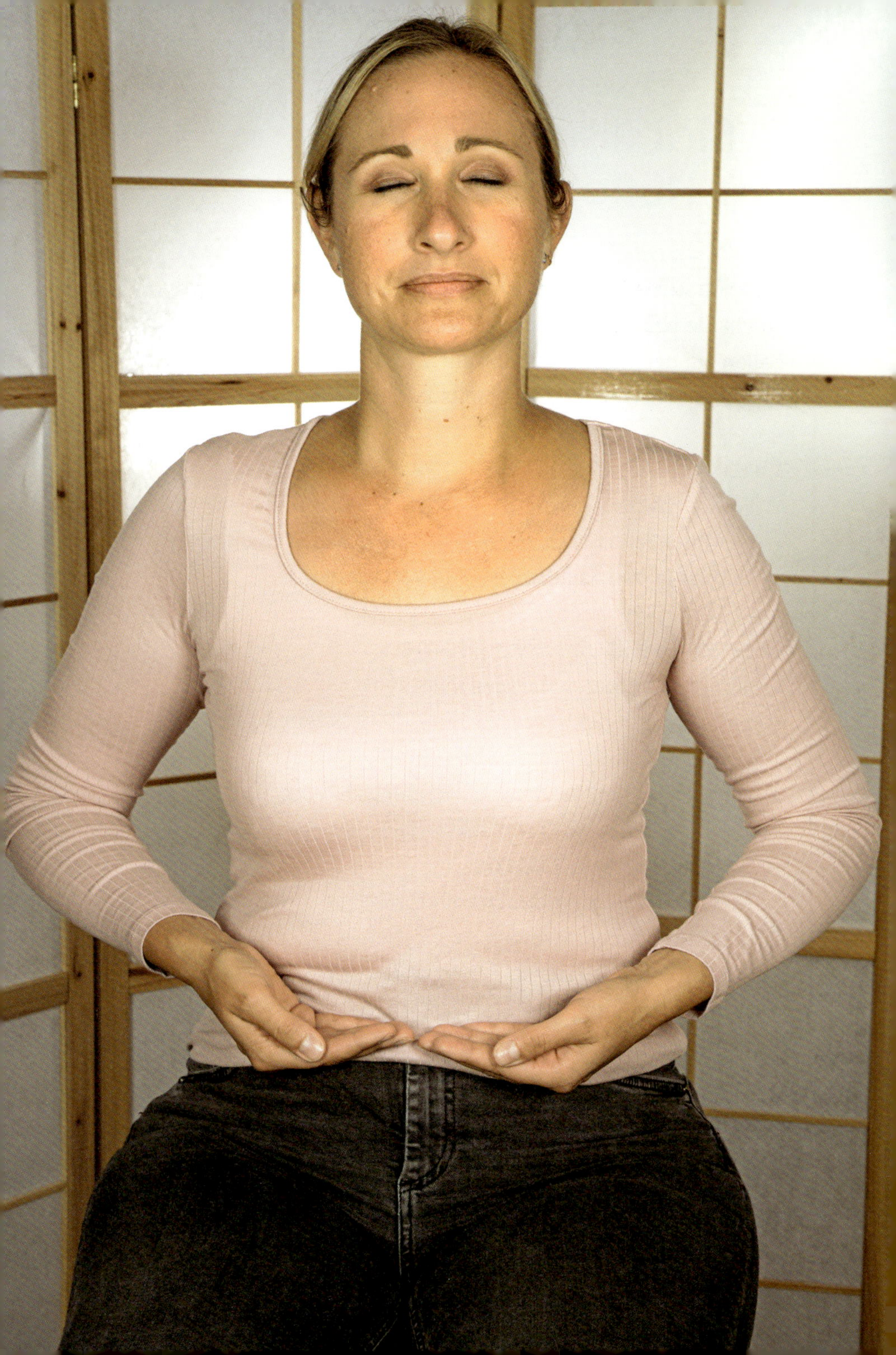

7. Stabilisierungsgriff – die Hüfte

Die Position

Legen Sie beide Hände seitlich an die Hüften, sodass die Handballen auf dem Beckenkamm ruhen. Drehen Sie die zunächst zum Boden zeigenden Fingerspitzen schräg nach vorn.

Chakra

- Wurzelchakra
- Der Energiefluss zum Sakralchakra und den Wurzelnebenchakras in den Kniekehlen wird verbessert.

Mental-seelische Symptome

- den Boden unter den Füßen verlieren
- Probleme mit der Verwirklichung, beruflich und privat
- sich innerlich »unaufgeräumt« fühlen
- Schwierigkeiten bei der Entscheidungsfindung

Körperliche Symptome

- Menstruations- und Gebärmutterprobleme
- Wechseljahrsbeschwerden
- Störungen im Dickdarm
- Probleme mit den Geschlechtsorganen
- Hüftgelenkleiden

Affirmation

»Ich bin verbunden mit Mutter Erde und finde jetzt meine Balance.«

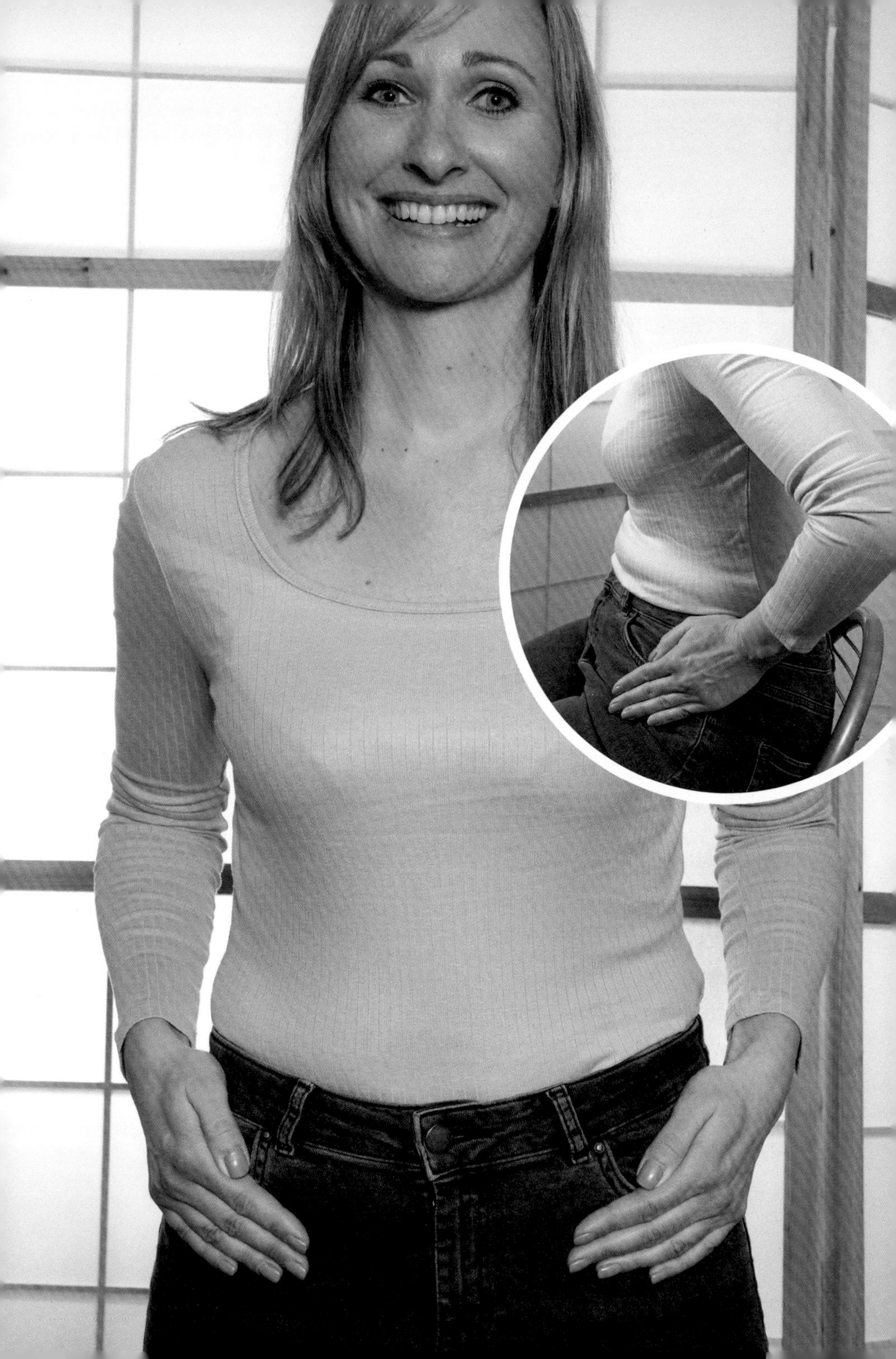

8. Stärkungsgriff – die Knie

Beschreibung der Position

Legen Sie beide Hände seitlich an ein Knie auf. Dabei berühren sich jeweils die Daumen und die Zeigefinger so, dass sie eine Herzform bilden. Wechseln Sie anschließend zum anderen Knie.

Chakra

› Wurzelnebenchakras in den Kniekehlen
› Der Energiefluss zu den Wurzelnebenchakras in den Fußsohlen wird verbessert.

Mental-seelische Symptome

› eingeschränktes Durchhaltevermögen
› Stillstand, sich nicht aufrichten können
› nicht für sich einstehen können
› sich bedrängt und behindert fühlen
› keine großen Sprünge wagen

Körperliche Symptome

› Kniegelenksarthrose, Meniskusschaden
› Bänderleiden
› Probleme mit den Leistenlymphbahnen
› Schmerzen im Beinbizeps
› Schwierigkeiten mit der Gesäßmuskulatur

Affirmation

»Ich löse meine Blockaden auf
und kann mich immer frei entscheiden.«

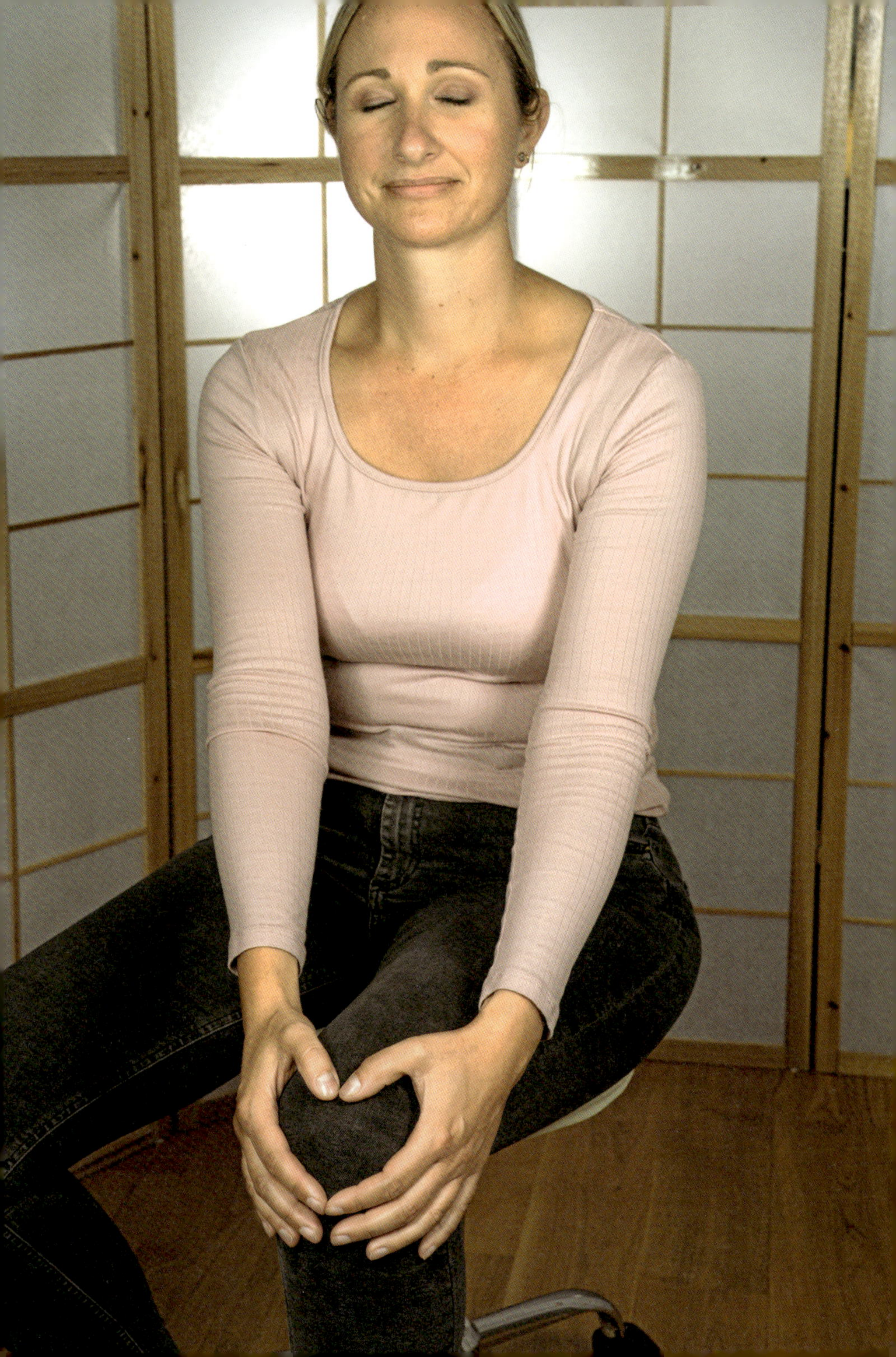

9. Pausengriff – die Füße

Die Position

Legen Sie im Sitzen den rechten Unterschenkel auf den linken Oberschenkel. Legen Sie dann den linken Handballen in das rechte Fußgewölbe und die rechte Hand von oben auf das Sprunggelenk, sodass der Daumen über dem Innenknöchel liegt. Wechseln Sie anschließend die Seiten.

Chakra

› Wurzelnebenchakras in den Fußsohlen
› Der Energiefluss zu den Wurzelnebenchakras in den Kniekehlen wird verbessert.

Mental-seelische Symptome

› den Boden unter den Füßen verlieren, nicht verwurzelt sein
› Ignoranz
› alles mühsam finden
› Probleme mit dem inneren Gleichgewicht

Körperliche Symptome

› körperliche Unbeweglichkeit
› Sprungelenksprobleme
› Schmerzen im Wadenbein
› Probleme mit den Leistenlymphbahnen
› Blockaden zwischen den Organen

Affirmation

»Ich lausche dem Fluss des Lebens in mir – voller Frische und Leichtigkeit.«

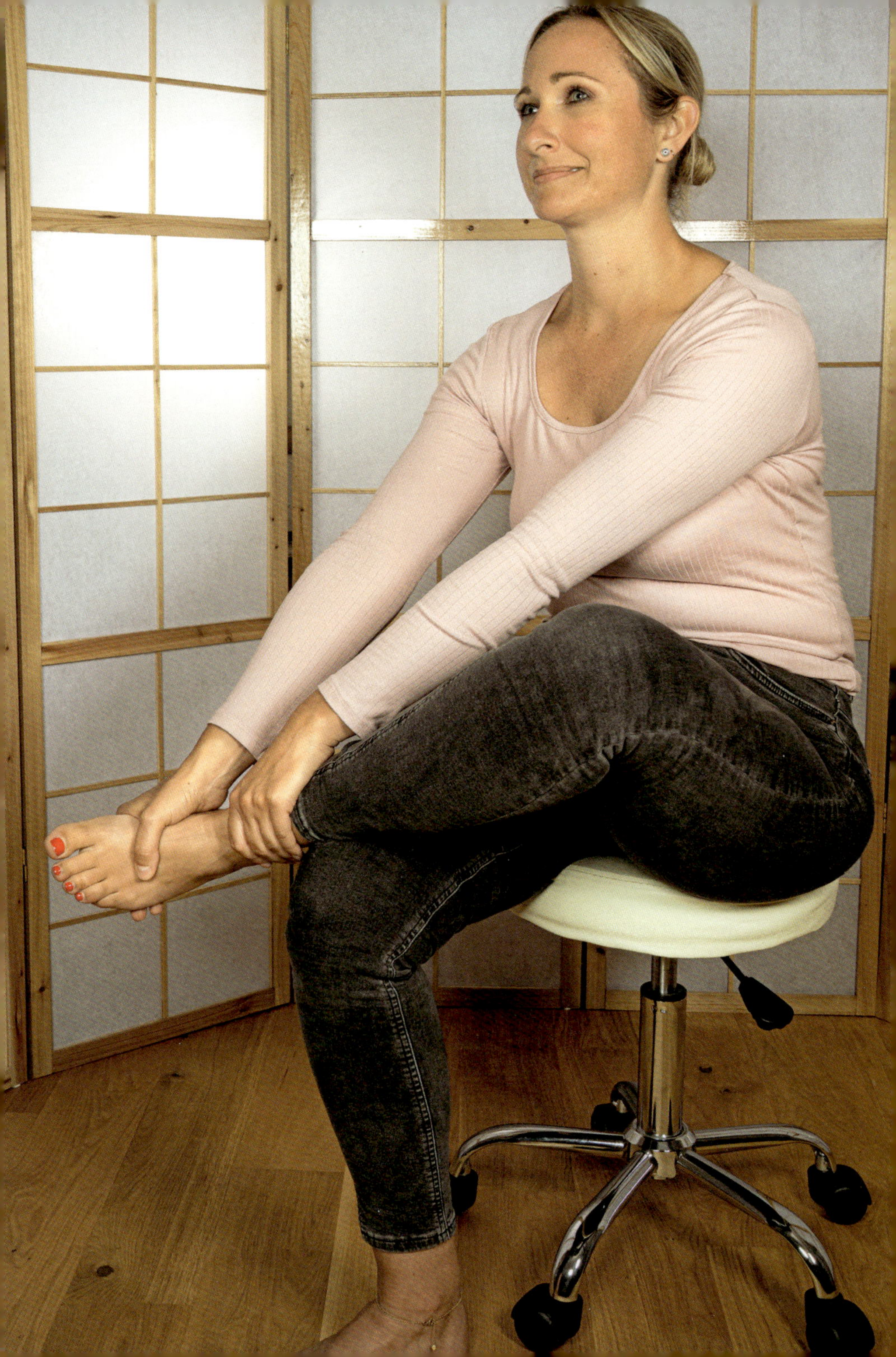

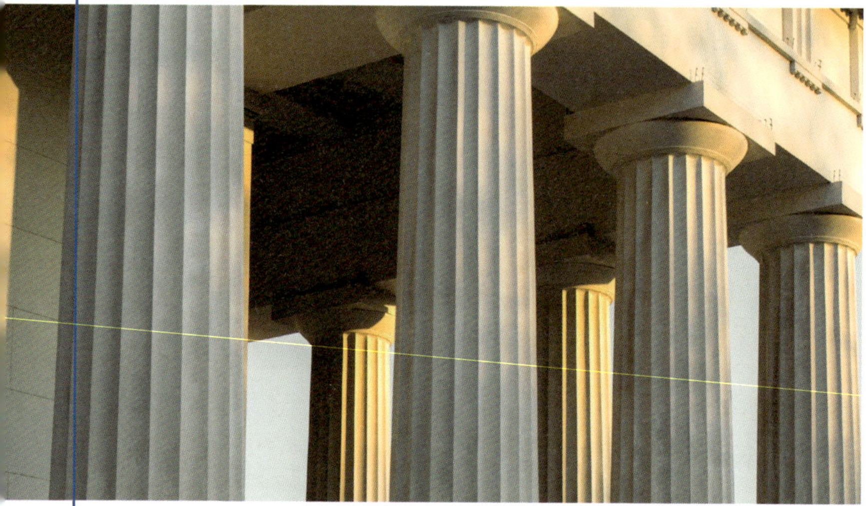

Die achtzehn Säulen der Wirkungsverstärkung

Nach meiner* Reiki-Ausbildung und bei der Anwendung an meinen Klienten wurde mir bald bewusst, dass man mit der traditionellen Behandlung an Grenzen stößt. Ich hatte überse-

* Für dieses Kapitel hat maßgeblich Uwe Goller den Inhalt beigesteuert. Er greift dabei auf seine persönlichen Erkenntnisse aus der jahrzehntelangen Anwendung der Therapiemethoden zurück. Wieland Gauß hat das Kapitel über Meditation und zu einigen Methoden einleitend die allgemeinen Grundlagen aus der Wissenschaft, der Philosophie und der Geschichte geschrieben.

hen, dass das japanische Reiki andere Voraussetzungen hat, als wir sie im Regelfall im Westen haben. Ich dachte mir: Da muss doch mehr möglich sein! Irgendetwas in mir wollte, dass ich mich nicht damit zufriedengebe. Wie in meinem Traum drängte mich ein Teil von mir, weiterzusuchen. Als wollte meine Seele mich liebevoll »schubsen«. Ich verfolgte den Ansatz, die traditionelle fernöstliche Vorgehensweise behutsam durch mentale und seelische Komponenten der westlichen Kultur zu ergänzen. Mein besonderes Augenmerk lag dabei auf Methoden, die nur in geringem Maß durch den Verstand beeinflussbar sind. Ich setzte zunehmend auf das spontane, intuitive Handauflegen, um diese unbewussten Aspekte zu schulen.

Auf diese Weise bestätigt sich für mich die Auffassung der großen Reiki-Meister, die in der Reiki-Therapie das Potenzial zur Persönlichkeitsentwicklung sehen und diese für die Ausbildung durchaus auch voraussetzen.

So erschlossen sich mir mentale Methoden, die einen erhöhten Energiefluss ermöglichen, wie mir meine Probanden bei der Nachbesprechung bestätigten. Es zeigte sich: Wenn wir bereit sind, uns ganz auf diese Methoden einzulassen, kann über die Jahre aus einer einfachen, leicht zugänglichen Behandlungsmethode ein tiefgründiger Entwicklungsprozess entstehen. Dieser hilft uns, verborgene Ressourcen zu erschließen und eine lebensfördernde und verständnisvolle Grundeinstellung zu gewinnen, die maßgeblich zur Stärkung des Immunsystems beiträgt.

Im Lauf der Jahre kam ich auf diese Weise auf achtzehn Methoden und Techniken. Wir nennen sie die »achtzehn Säulen der Wirkungsverstärkung des Handauflegens«:

1. Säule: DIE ENERGIEBALL-ÜBUNG
2. Säule: ACHTSAMKEIT
3. Säule: EHRLICHKEIT ZU SICH SELBST
4. Säule: MEDITATION
5. Säule: REIKI-AUSBILDUNG
6. Säule: HERZENSMOTIVATION
7. Säule: ÜBUNG UND AUSTAUSCH
8. Säule: EINSICHTIGES VERHALTEN
9. Säule: AUTHENTISCHES VERHALTEN
10. Säule: LIEBE
11. Säule: DIE ARBEIT MIT DEM EIGENEN SCHATTEN
12. Säule: SYNERGIE MIT DER MUSKULATUR
13. Säule: VERSTÄNDNISPFLEGE
14. Säule: ABSICHTSLOSIGKEIT
15. Säule: MITGEFÜHL
16. Säule: SENSIBILITÄT
17. Säule: SELBSTREFLEXION IM DIALOG
18. Säule: INTUITION

Der Tempel der Weisheit – die sieben Stufen zur Erfüllung

Wir haben diese achtzehn Methoden in Form eines »Tempels der Weisheit« angeordnet. Dies soll verdeutlichen, dass die Methoden aufeinander aufbauen – von links nach rechts und von unten nach oben. Die Zwischenstufen sind jeweils Übergangsplattformen, die die nächsthöhere Stufe der Ausbildung ermöglichen. Im Text haben wir diese Architrave vereinfacht ebenfalls als Säulen bezeichnet.

Die Ziele der gesamten Ausbildung sind die pesönliche Weiterentwicklung, die Erhöhung der Energie beim Handauflegen und ein dauerhafter Zugang zur Intuition – also die Fähigkeit, richtige Entscheidungen spontan und sicher zu treffen. Wir haben festgestellt, dass wir durch die Beschäftigung mit diesem der Vernunft unzugänglichen Werkzeug oft schneller zu einer Entscheidung kommen, die sich bei logischer Aufarbeitung im Nachhinein als die richtige erweist. Ein angenehmer Nebeneffekt dieser Herangehensweise ist ein Gefühl der Befriedigung und der langfristigen, inneren Sicherheit.

Wir können die vorgeschlagene Form der Ausbildung über die verschiedenen Stufen aufgrund unserer eigenen Erfahrungen empfehlen. Sie stellt jedoch nicht die einzige Möglichkeit dar, eine Wirkungsverstärkung beim Handauflegen zu erzielen.

In der Grafik haben wir die Säulen entsprechend ihrer Erschließbarkeit eingefärbt:

Gelb: Selbstständiges Üben mit dem Herzen: Unsere Herangehensweise ist es, mit dem Herzen zu üben und nicht mit dem Verstand auswendig zu lernen.

Grün: Anleitung und Beratung durch einen erfahrenen Anwender, damit eine mögliche Fehlinterpretation vermieden wird.

Blau: Fortbildung, Ausbildung, Workshop: Es handelt sich um komplexe Sachverhalte, die in Seminaren erarbeitet werden, damit sie in kurzer Zeit angewendet werden können. Hierfür wird auch die Arbeit in Übungsgruppen empfohlen, um Erfahrungen auszutauschen und das Wissen zu vertiefen.

Der Tempel der Weisheit – die sieben Stufen zur Erfüllung

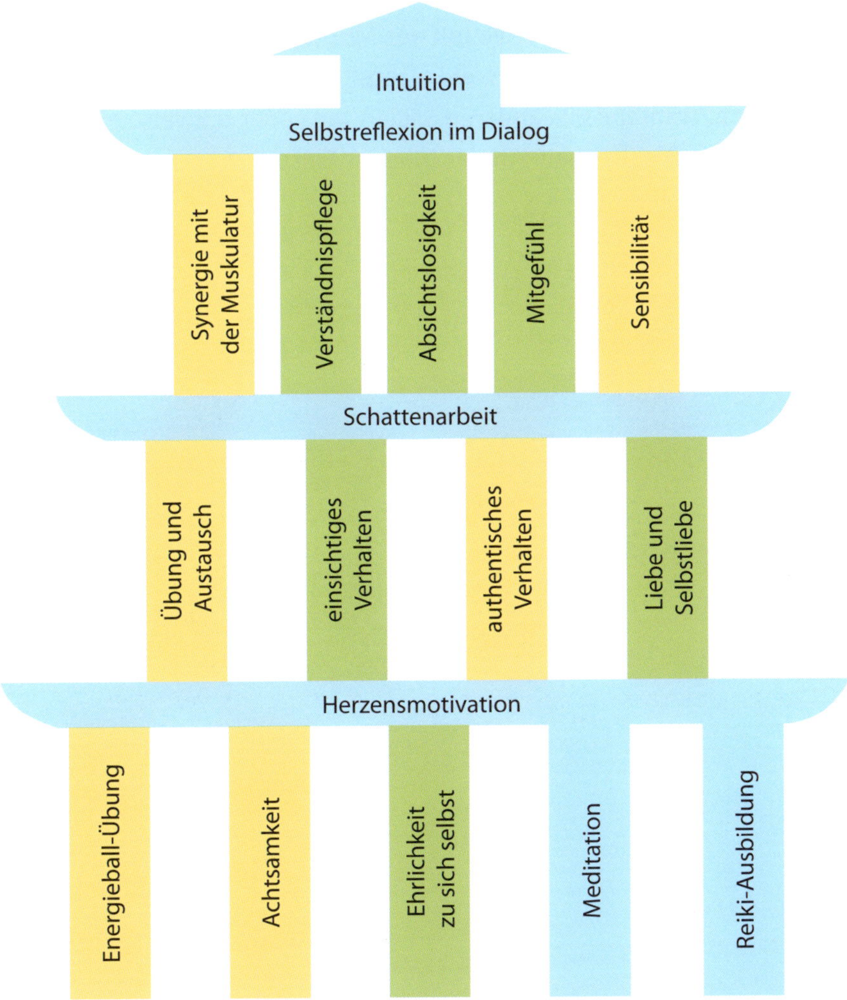

Eine weitere Unterscheidungsmöglichkeit zur Strukturierung der achtzehn Säulen ist die Einteilung nach reinen Techniken einerseits und andererseits Methoden, die die Bereitschaft zur Veränderung der geistigen Haltung erfordern. So handelt es sich bei der »Energieball-Übung« (Säule 1), »Übung und Austausch« (Säule 7) und der »Synergie mit der Muskulatur« (Säule 12) weitgehend um Techniken, die eigenständig ausgeführt werden können, während alle anderen Säulen ganz oder teilweise eine Bereitschaft zur Arbeit mit der inneren Einstellung voraussetzen.

1. Die Energieball-Übung

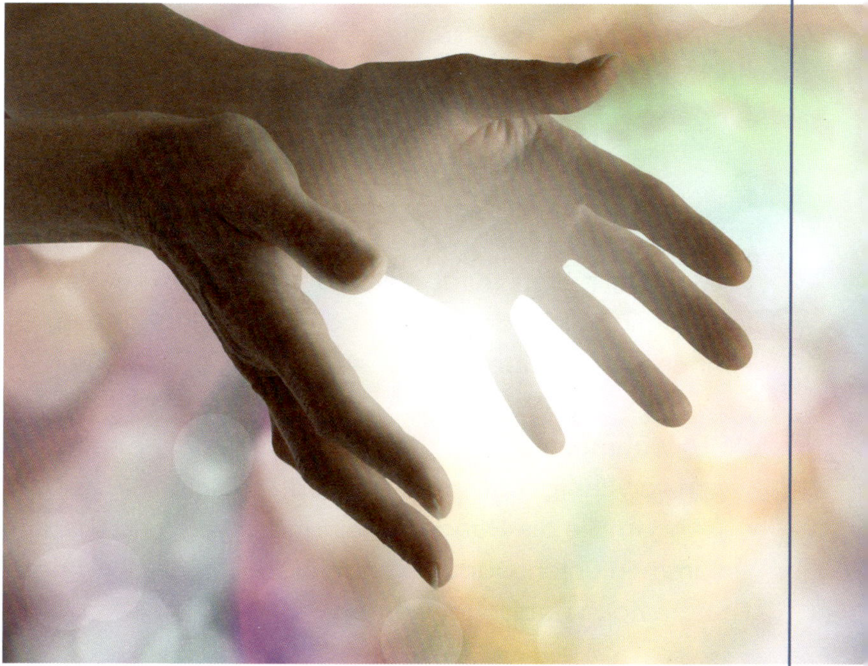

Die schönste Form der unsichtbaren
Energie ist die Liebe.

Bei der Einführung in die Reiki-Technik wird diese Methode oft benutzt, um erste Erfahrungen mit der Wahrnehmung von »Reiki«, also der universellen Energie, zu sammeln.

Suchen Sie sich einen ruhigen Platz, an dem Sie sich wohlfühlen. Stehen oder sitzen Sie bequem, und schließen Sie die Augen. Versuchen Sie, an nichts zu denken, und lassen Sie sich nicht ablenken. Seien Sie ohne Erwartungen.

Halten Sie Ihre Hände auf der Höhe des Bauchnabels so, als ob Sie einen zwanzig bis fünfundzwanzig Zentimeter großen Ball halten würden. Nun bewegen Sie die Hände langsam aufeinander zu. Kurz bevor sie sich berühren, können Sie ein Kribbeln oder einen Widerstand spüren.

Diese Wahrnehmung ist gemeint, wenn beim Handauflegen von Energie gesprochen wird. Probieren Sie es aus, indem Sie die Hände voneinander weg- und wieder zusammenführen. Dadurch kann die Wahrnehmung der Energie noch deutlicher werden.

Sie können zur Verstärkung die folgenden Sätze sagen: »Ich lasse es geschehen« oder »Ich bin ohne Absicht«.

Durch diese Übung wird das »Fingerspitzengefühl« trainiert, das Ihnen hilft, bei sich selbst und bei anderen die Körperstellen zu lokalisieren, die auf das Handauflegen ansprechen.

2. Achtsamkeit

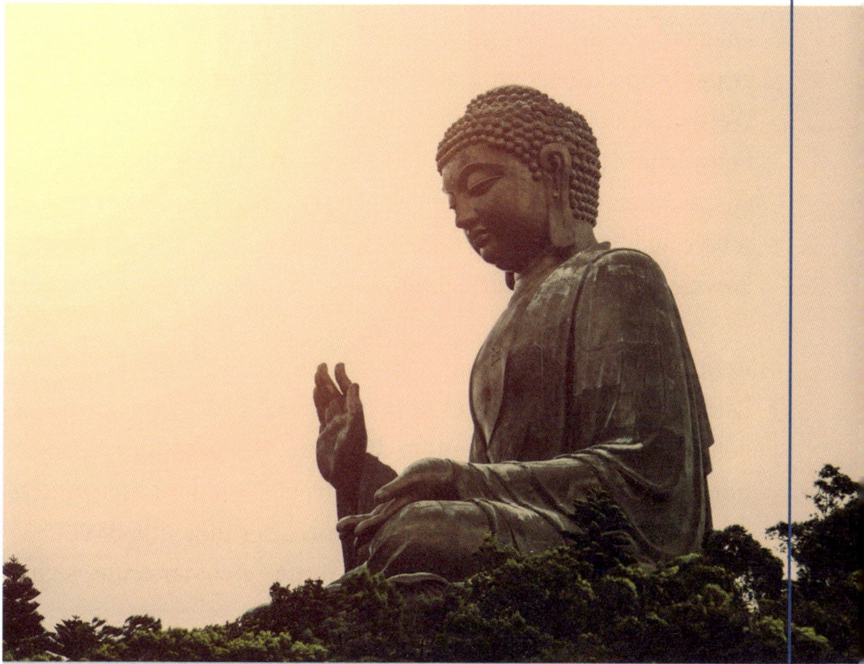

Achtsamkeit heißt, die kleinen Dinge des Lebens wahrzunehmen.

Achtsamkeit ist ein Bewusstseinszustand der Geistesgegenwart, in dem Sie hellwach den gegenwärtigen Zustand Ihres Körpers, Ihres Geistes und Ihrer direkten Umgebung erfahren. Charakteristisch für diesen Zustand ist, dass Sie die Dinge unabgelenkt und »einsgerichtet« wahrnehmen. Diese Wahrnehmung ist klar von Konzentration abzugrenzen, die häufig mit Verspannung und Anstrengung verbunden ist. Bei der Achtsamkeit wird der Fokus nicht aktiv und gezielt eingeengt, sondern vielmehr weit gestellt. Im Idealfall wird eine Aufmerksamkeit wie durch ein Weitwinkelobjektiv erreicht, die eine umfassende, klare und hellwache Offenheit für die gesamt Fülle der Wahrnehmung auszeichnet. Chögyam Trungpa, ein Linienhalter des tibetischen Buddhismus, verwendet dafür den Begriff »Panorama-Bewusstheit«.* Man spricht auch oft vom »Gewahrsein«.

Achtsamkeit wird als eine Methode zur Verminderung von Leiden angesehen. Sie wurde in der Vergangenheit besonders in den buddhistischen Lehren im Zusammenhang mit der Meditation verbreitet. Dort ist es das angestrebte Ziel der sogenannten Shamatha-Meditation, der »Meditation des ruhigen Verweilens«, dass der Geist zur Ruhe kommt und sich darin übt, sich zu fokussieren. Wird dieser Zustand der »Einsgerichtetheit« erlangt, so ist die Voraussetzung für die nächste Stufe, die Vipashyana-Meditation des »klaren Sehens«, erreicht.

Der amerikanische Medizin-Professor Jon Kabat-Zinn hat diese Achtsamkeitsmethode in die Psychotherapie als »Achtsamkeitsbasierte Stressreduktion«** eingeführt, zunächst bei Patienten mit chronischen Schmerzen. Inzwischen ist die Achtsamkeits-Meditation für eine Vielzahl verschiedener psychischer und körperlicher Störungen als Therapie anerkannt und sogar als Therapieempfehlung in die medizinischen Leitlinien für die

---

* Z. B. Trungpa, C.: Jenseits von Hoffnung und Furcht. Wien: Octopus 1978.

** Oft abgekürzt als MBSR für englisch »Mindfulness-Based Stress Reduction«.

Behandlung von Depression zur Vermeidung von Rückfällen aufgenommen worden.*

Im Bezug auf das Handauflegen können wir die Achtsamkeit auf unsere inneren Vorgänge anwenden. Sie stellt eine bewusste Entscheidung dar, auf alles, was in uns und außerhalb von uns geschieht, genau zu achten und sich dadurch scheinbar Belangloses bewusst zu machen. Diese Kleinigkeiten und Feinheiten können oft bedeutungsvoller sein, als wir es zunächst für möglich halten.

Nehmen Sie sich zum Trainieren vor, bei einer alltäglichen Handlung genau zu beobachten, was Sie im Einzelnen tun, was Sie dabei denken und fühlen. Bei einem Spaziergang in der Natur geht das wunderbar. Gehen Sie langsam, und nehmen Sie bewusst jeden Schritt wahr. Was empfinden Sie beim Gehen? Wie fühlt sich Ihr Körper an? Wie ist der Boden unter Ihren Füßen beschaffen? Welche Sinneseindrücke erhalten Sie aus der Umgebung? Welche Details fallen Ihnen auf? Lassen Sie all das auf sich wirken, ohne es zu bewerten. Wenn Gedanken oder Gefühle auftauchen, nehmen Sie diese an, lassen Sie sie aber weiterziehen wie die Wolken im Wind. Wenn sie zu hartnäckig im Kopf bleiben, denken Sie einige Male: »Ich gehe.« Dadurch treten sie in den Hintergrund, und Sie können sich besser auf die gegenwärtigen Eindrücke

---

* Arbeitsgemeinschaft der Wissenschaftlichen Medizinischen Fachgesellschaften: S3-Leitlinie Unipolare Depression. Version 5. Berlin: Deutsche Gesellschaft für Psychiatrie und Psychotherapie, Psychosomatik und Nervenheilkunde 2015.

einlassen. Sie können den Übungseffekt noch steigern, indem Sie das Beobachtete anschließend niederschreiben.

Achtsam zu sein, bedeutet, in einem bestimmten Moment nur das eine zu tun: »Wenn ich esse, dann esse ich.« Dadurch werden Sie alles, was mit dem Essen zu tun hat, wie den Geruch, den Geschmack und das Aussehen, in seiner Vielfältigkeit wahrnehmen und empfinden. Das ist auf alle Tätigkeiten übertragbar, beispielsweise auch das Spazierengehen oder das Geschirrspülen. Ihr Inneres ist auf das eine fokussiert, und Ihnen fallen Details auf, die Sie sonst übersehen hätten und an denen Sie achtlos vorbeigegangen wären. Bei der Achtsamkeit geht es um die reine Empfindung der Gegebenheiten, ohne sie zu bewerten.

3. Ehrlichkeit zu uns selbst

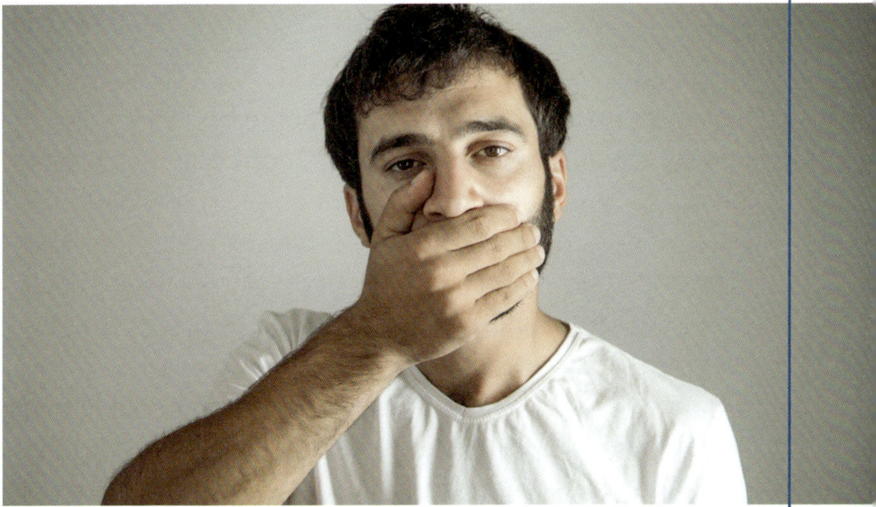

Ehrlichkeit heißt,
seine innere Stimme zu würdigen.

Bei der Beschäftigung mit uns selbst ist relevant, dass es um die Gesamtheit unserer Gedanken, Gefühle und Empfindungen geht und darum, diese nicht zu verdrängen, auch wenn sie unangenehm sein mögen und wir sie am liebsten nicht sehen würden. Mit Ehrlichkeit ist dabei die Bereitschaft gemeint, diese Gedanken anzunehmen und »auszuhalten«. Das bedeutet in erster Linie, sich selbst gegenüber ehrlich zu sein. Dabei ist es nicht so wichtig, ob wir unsere Meinung auch anderen gegenüber äußern. Wenn Sie nicht länger Energie damit binden, gewisse Anteile Ihrer selbst im Verborgenen zu halten, wird diese frei und steht Ihnen zur Verfügung. Ehrlichkeit ist darüber hinaus eine Voraussetzung für die Arbeit mit den eigenen Schatten.

Begeben Sie sich an einen ruhigen Ort, um zu erforschen, was in Ihrem Kopf herumschwirrt. Schreiben Sie es auf, und beschäftigen Sie sich damit. Gegebenenfalls können Sie dafür eine gute Freundin oder einen guten Freund bitten, Ihnen zu helfen, indem sie oder er die Dinge aus ihrer oder seiner Sicht spiegelt, auch einmal widerspricht, nachfragt oder einfach zuhört und Sie begleitet. Dieser Vorgang erfordert von beiden eine gewisse Reife und birgt die Möglichkeit, positive und negative Aspekte Ihrer Persönlichkeit kennenzulernen. Die Lösung besteht darin, dem unangenehmen Gefühl Raum zu geben und es als Ist-Zustand wohlwollend anzunehmen, auch wenn dies anfänglich schwerfallen mag.

4. Meditation

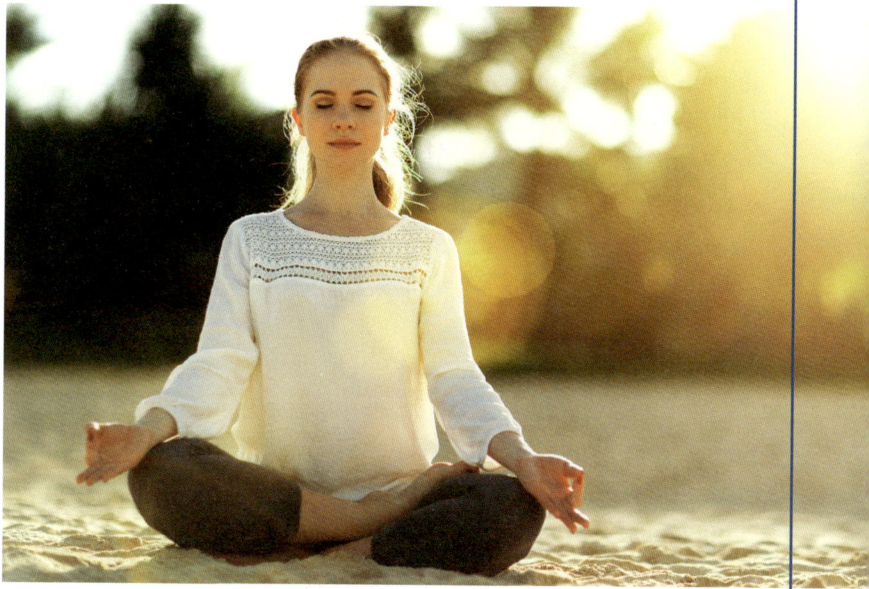

Die erfrischendste Form der Meditation ist das beherzte Lachen.

Für mich ermöglichte die Meditation von Anfang an einen direkten Zugang zum Handauflegen. Dadurch, dass mir diese Methode der Innenschau gewissermaßen in die Wiege gelegt wurde und ich mich über Jahrzehnte intensiv mit der Herangehensweise in den fernöstlichen Kulturen beschäftigt hatte, war es für mich ganz natürlich, meine Erfahrung mit der Meditation in das Handauflegen einzubringen.

In den großen Religionen des Fernen Ostens wird Meditation als die herausragende Methode der Selbsterkenntnis und der Überwindung von Leid angesehen: Durch sie können wir die »Buddhaschaft« – also die vollständige Verwirklichung all unserer innewohnenden Fähigkeiten und Möglichkeiten – erlangen. Daher kann die Technik der Meditation durchaus als eigenständige, vollwertige Methode angesehen werden, die Voraussetzungen für eine optimale Wirkung beim Handauflegen zu schaffen.

Leider ist uns in der heutigen Zeit, insbesondere in den westlichen Kulturen, der Zugang zu dieser grundlegenden und einfachen Methode verloren gegangen, sodass häufig eine Einweisung und vorübergehende Begleitung durch einen Erfahrenen nötig ist. Über Meditation ist schon viel geschrieben und gesagt worden. Es ist ein bisschen wie in dem Kalauer: »Es wurde schon alles gesagt – aber noch nicht von jedem.«

Wenn man sich über Jahre hinweg zielstrebig mit einigen der anerkannten Meditationsschulen beschäftigt, kommt man bald zu der Erkenntnis, dass alle eigentlich dasselbe erreichen wollen. Jedoch sind die jeweils aufgezeigten Wege dorthin äußerst unterschiedlich und im Vergleich untereinander in manchen Bereichen komplett entgegengesetzt.

Passend für die heutige Zeit kristallisiert sich nun eine Erfolg versprechende Herangehensweise heraus, bei der die Grundprinzipien und die Gemeinsamkeiten all dieser Schulen herausgearbeitet und so weit wie möglich frei von dogmatischen oder religiös ausgerichteten Inhalten präsentiert werden. Dieser sachlich-nüchterne Ansatz wird durch die eindeutigen Ergebnisse aus der Hirnforschung noch untermauert.

Demnach ist Meditation nicht mehr – aber eben auch nicht weniger – als die Fähigkeit der bewusst denkenden Wesen, den Geist, die Aufmerksamkeit beziehungsweise das Gewahrsein nach innen zu lenken. Und hier fängt das Problem auch schon an: Wenn wir vollständig verlernt haben, auf unser Inneres zu achten, dann wissen wir auch nicht mehr, wie wir dorthin gelangen.

Natürlich hat jeder von uns schon den geistigen Ruhezustand der »Einsgerichtetheit« und völlig entspannten Sammlung erlebt, wenn er unverwandt den Flammen eines Lagerfeuers zuschaute, vom Strand aus über das Meer blickte, auf einem Berggipfel das majestätische Panorama auf sich wirken ließ oder nach getaner Arbeit erschöpft, aber zufrieden in den Schaukelstuhl vor dem Kaminfeuer sank. Aber was sollen wir bitte auf einem Meditationskissen unternehmen, damit wir diesen Zustand in uns wieder wachrufen?

Letztlich ist »alles erlaubt, was gefällt«, wie Wilhelm Busch es formulierte. Das, was für Sie funktioniert, ist genau die richtige Methode. Jede noch so wohlmeinende Korrektur und Belehrung ist überflüssig.

Lassen Sie sich darauf ein. Setzen Sie sich auf einen bequemen Stuhl, und – wenn es für Sie passt – sitzen Sie aufrecht. Wichtig ist, dass die Haltung bequem und entspannt ist. Sie können zu Beginn die Augen schließen, müssen es aber nicht. Lassen Sie alles los, was Sie beschäftigt, atmen Sie durch, und kommen Sie bei sich selbst an.

Machen Sie sich bewusst, dass Sie in Ihrem Körper sind. Dazu können Sie im Geist durch Ihren Körper gehen und nachspüren, was Sie in den Körperteilen wahrnehmen. Seien Sie sich einfach bewusst, dass Sie in Ihrem Körper daheim sind. Und verweilen Sie in diesem Gewahrsein. Es gibt nichts zu tun, nichts zu denken. Alles ist gut so, alles ist richtig. Einfach so sein.

Und schon sind Sie angekommen. Das ist Meditation, nichts anderes. Ein ganz natürlicher, selbstverständlicher Seinszustand: Seien Sie Sie selbst, seien Sie einfach.

Jede Form der Achtsamkeit, in der Ruhe wie auch im Handeln, kann eine Meditation sein. Erinnern Sie sich an Momente, in denen Sie ganz bei sich und im Einklang mit allem waren. Sie können diese Erinnerung durch ein Zitat, ein Gebet, ein Mantra, ein Symbol oder Gesang wachrufen. Erinnern Sie sich immer wieder daran, Ihre Aufmerksamkeit nach innen zu lenken – in Stille und Gelassenheit, indem Sie sich ganz der grenzenlosen Weite öffnen.

Wann immer Sie auf Schwierigkeiten stoßen sollten, gibt es erfahrene Trainer, Lehrer oder Kursleiter, die Ihnen Tipps geben können. Probieren Sie verschiedene Methoden aus. Aber kommen Sie immer wieder zum Wesentlichen zurück. Sie können das, Sie beherrschen das ganz natürlich.

Fürs Handauflegen ist diese Ihre ureigene Fähigkeit eine Grundvoraussetzung. Wenden Sie Ihr Gewahrsein nach innen, wenn Sie die Hände auflegen. Sie werden direkt spüren, dass Sie dies unterstützt.

5. Die Reiki-Ausbildung

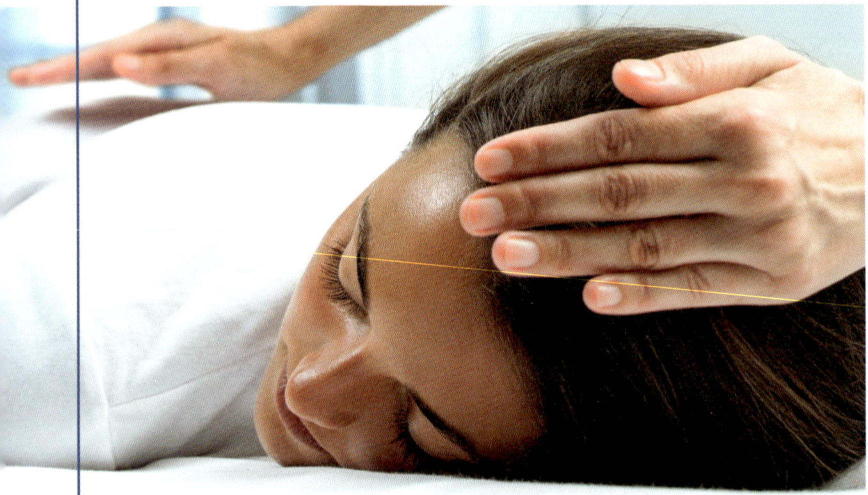

Lehre meinem Herzen das Handauflegen, und ich werde Seelen berühren.

Die traditionelle Ausbildung in der japanischen Reiki-Therapie stellt inhaltlich und strukturell eine sinnvolle und hilfreiche Ergänzung dar, um sich auf verschiedenen Ebenen mit den Möglichkeiten und Wirkungsweisen des Handauflegens zu beschäftigen und diese schließlich vollständig für sich zu erschließen.

Der Begründer von Reiki ist der japanische, im buddhistischen Sinn erleuchtete Meister Mikao Usui Sensei, der von 1865 bis 1926 gelebt hat. Er ist auf dem buddhistischen Friedhof Saihoji in Tokio beerdigt. Es wird berichtet, dass er nach einer klassischen buddhistischen Ausbildung in einundzwanzig Tagen der Meditation auf dem Berg Kurama bei Kyoto die Erleuchtung erlangte. Als er von dem Berg herabstieg, stellte er fest, dass er durch seine Hände eine lindernde Wirkung erzielen konnte.

Er nannte diese Methode »Reiki« aus »Rei« für »Geist« oder »Seele« und »Ki« für universelle Energie, also »Seelenenergie«. Er eröffnete 1921 eine Reiki-Klinik in Tokio und gründete eine Gesellschaft zur Verbreitung der Technik.

Bei dem großen Kanto-Erdbeben 1923 in Tokio und Umgebung, das hunderttausend Todesopfer und unzählige Verletzte forderte, wendeten er und seine Helfer Reiki großzügig an und sorgten so für eine weite Verbreitung der Methode. Zuletzt hatte er tausend Schüler in Reiki ausgebildet, davon zwanzig im Meistergrad, der die Lehrbefähigung mit einschließt.

Mikao Usui Sensei wie auch seine bedeutendsten Schüler und Linienhalter der Tradition haben vorgelebt, dass Reiki nicht nur eine Methode ist, sondern eine Lebenseinstellung, die ursprünglich die Erlangung der vollen Verwirklichung, eben die Erleuchtung, zum Ziel hat. Auf diese Weise ist Reiki ein Weg der Persönlichkeitsentwicklung.

Die traditionelle Ausbildung im Reiki wird hierarchisch durch einen Reiki-Lehrer in drei Stufen (Graden) durchgeführt. Die Einführung erfolgt persönlich in sogenannten Einstimmungen durch den Reiki-Lehrer, der neben der theoretischen und praktischen Anleitung eine intensive direkte Erfahrung vermittelt.

Es ist also durchaus von Bedeutung, für die Ausbildung einen fähigen und erfahrenen Lehrer auszuwählen, der sich ganz auf die Herangehensweise von Reiki einlässt, alle unterschiedlichen Mittel und Methoden kennt und diese mit seiner Erfahrung auch erfolgreich vermitteln und weitergeben kann.

Anders als die Methode, mit der wir das Handauflegen vermitteln, ist die traditionelle Reiki-Methode also nicht dazu geeignet, »auf eigene Faust« Erfahrungen damit zu sammeln. Dennoch möchten wir besonders Interessierten durchaus empfehlen, diesen Weg zusätzlich zu beschreiten, insbesondere, wenn sie sich vorstellen können, das Handauflegen auch an anderen Menschen anzuwenden. Wir glauben aber nicht, dass eine effektive Anwendung des Handauflegens nur durch eine Reiki-Ausbildung möglich ist.

Durch Reiki ist je nach der Qualität der Ausbildung und der Erfahrung des Schülers eine Verstärkung des Energieflusses möglich. Die mentale Reife und die praktische Erfahrung des Reiki-Praktizierenden lassen sich nicht direkt anhand des Reiki-Grades erkennen.

6. Herzensmotivation nach U. A. Goller

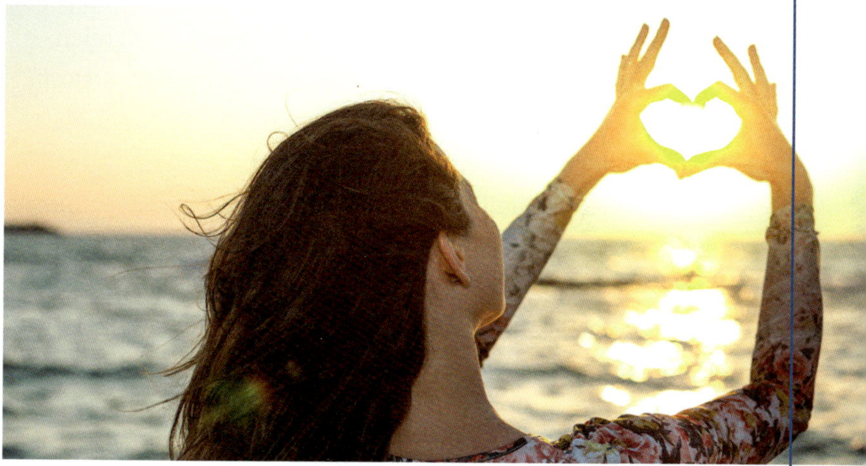

Wo die Motivation des Herzens erweckt ist,
wird sich jedes Hindernis in Luft auflösen.

Motivation bezeichnet die Gesamtheit aller Beweggründe, die zur Handlungsbereitschaft führen, sowohl auf der emotionalen als auch auf der physiologischen, vorrangig neuronalen Ebene.

In unserer ökonomisch orientierten Zeit hat sich ein eigenständiges Forschungsgebiet zu den Motivationstheorien entwickelt, das die Verkaufspsychologie, Sportpsychologie, pädagogische und Lernpsychologie umfasst.

Für die Tätigkeit im sozialen und medizinischen Umfeld spielt die Motivation eine maßgebliche Rolle. Die Ausrichtung auf eine einfühlsame und mitfühlende Grundhaltung ist eine unabdingbare Voraussetzung, wenn wir hilfsbedürftige Menschen unterstützen wollen und dabei zielorientiert und erfolgreich sein möchten. Die Grundtendenzen unserer Gesellschaftsform erschweren eine ausreichend mitfühlende Haltung gegenüber Hilfesuchenden. In der Grundlagenforschung wird das Augenmerk jedoch aktuell wieder zunehmend auf die Empathie gelenkt.

Für die Begriffsbestimmung ist von Bedeutung, dass Mitgefühl und Empathie nicht gleichbedeutend sind. Vielmehr stellt ein voll entwickeltes Mitgefühl eine Weiterentwicklung der bei Mensch und Tier angeborenen Empathie dar.

Während das Einfühlungsvermögen für sich genommen tendenziell Gefahr läuft, in ein »Mit-Leiden« zu verfallen, das uns in unserer Handlungsfähigkeit einschränkt, haben wir bei ausgereiftem Mitgefühl unseren Verstand jederzeit vollumfänglich zur Verfügung, um gezielt Maßnahmen ergreifen zu können, die – grundlegend und langfristig – eine Verbesserung der Situation für den Hilfesuchenden ermöglichen. Eine Motivation aus Mitleid entsteht meist aus einem schlechten Gewissen, einem unüberwindbaren Schamgefühl oder aus Egoismus.

Für die Entwicklung von echtem Mitgefühl gibt es bestimmte Voraussetzungen, die besonders förderlich wirken. Dazu gehört auch die Herzensmotivation, wie wir die bedingungs- und absichtslose Motivation gegenüber unseren Liebsten nennen. Sie entsteht ganz natürlich gegenüber unserem Lebenspartner, Familienangehörigen, Freunden und Vertrauten, gegenüber Tieren und der Natur sowie im Zusammenhang mit unserer Berufung.

Durch sie können wir eigene Widerstände überwinden, eine spontane Wandlung vom Negativen ins Positive bewirken und schwierigen Situationen durch Einsicht mit Verständnis begegnen.

Diese bedingungslose Motivation hat auch eine große Bedeutung für den Umgang mit dem eigenen Schatten. Wenn wir es selbst nicht schaffen, dem Schatten zu begegnen, dann hilft uns die Herzensmotivation, den Mut aufzubringen, einen Teil in uns, den wir ablehnen, ehrlich anzunehmen.

Die Liebe zum Lebenspartner, zu den eigenen Kindern oder auch zur Natur kann uns dazu befähigen, die innere Lähmung durch Angst oder Scham zu überwinden und den verlorenen Mut durch eine höhere Motivation wiederzuerlangen. Erfahrungsgemäß hat diese Art der Motivation eine außerordentlich hohe Erfolgsquote. Gleichzeitig fördert sie unsere positiven Eigenschaften wie Ausgeglichenheit, Gelassenheit und Selbstliebe. Äußerlich wirken wir dadurch weich, entspannt, ruhig und herzlich. Andere nehmen uns sogar als jünger wahr. Die Herzensmotivation wirkt gewissermaßen als »Anti-Aging« auf der seelischen Ebene, weil sie Ihre charismatische Ausstrahlung verstärkt.

Suchen Sie sich einen Vertrauten oder Trainer. Dieser stellt Ihnen die Frage, was für Sie die Motivation für das Handauflegen ist. Achten Sie auf den ersten Impuls, Gedanken oder das Gefühl, das sich in einem Bruchteil einer Sekunde bemerkbar macht, und sprechen Sie es exakt so aus, wie es sich Ihnen zeigt – auch wenn es Ihnen nicht gefällt oder für Sie unlogisch erscheint. Wenn Sie sich genau an diese Anleitung halten, wird sich Ihnen Ihr wahrer Grund für das Handauflegen erschließen.

Die Herzensenergie, die durch die Herzensmotivation geweckt wird, ist eine der stärksten Energieformen, die beim Handauflegen entstehen kann.

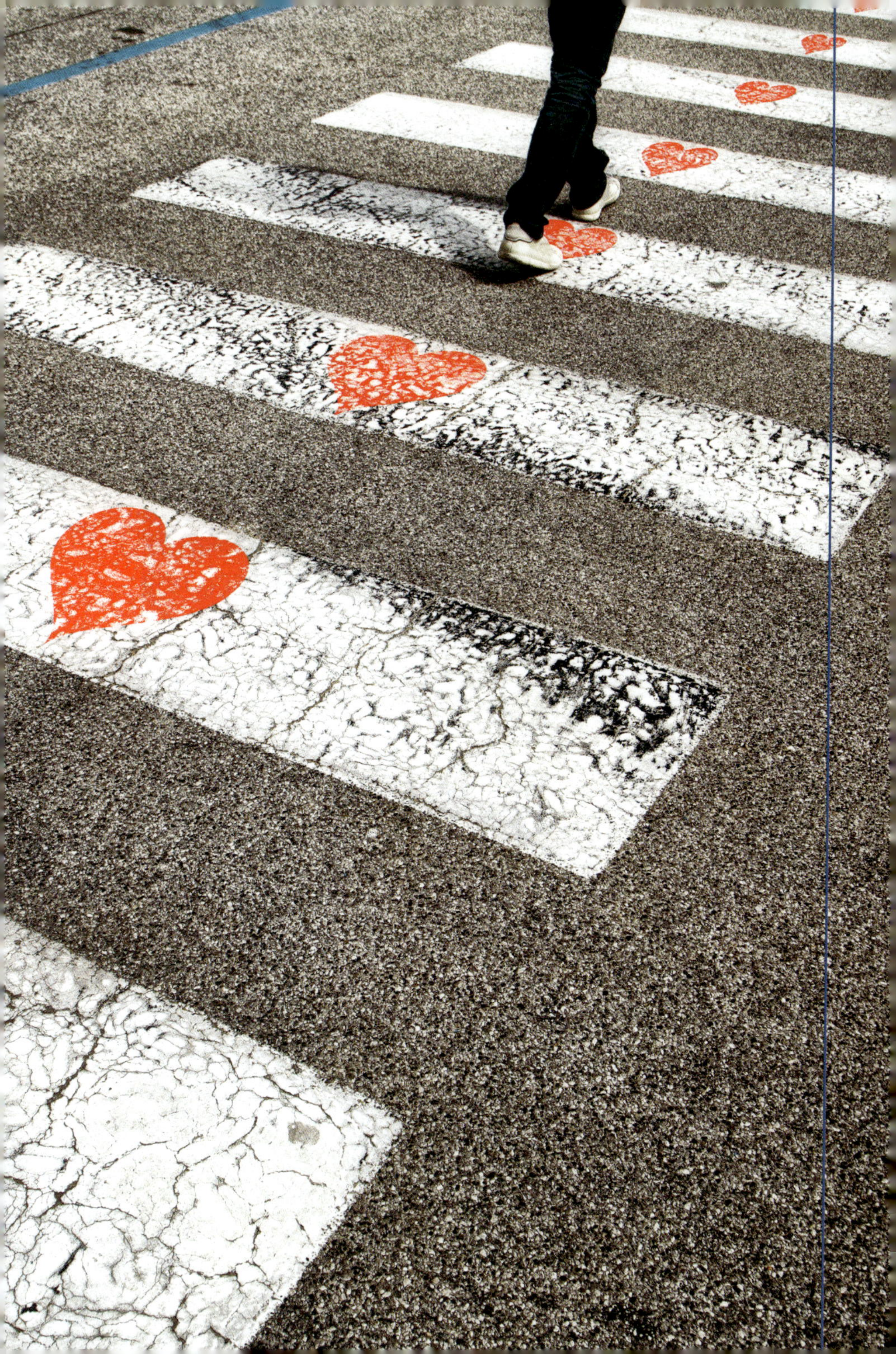

7. Übung und Austausch

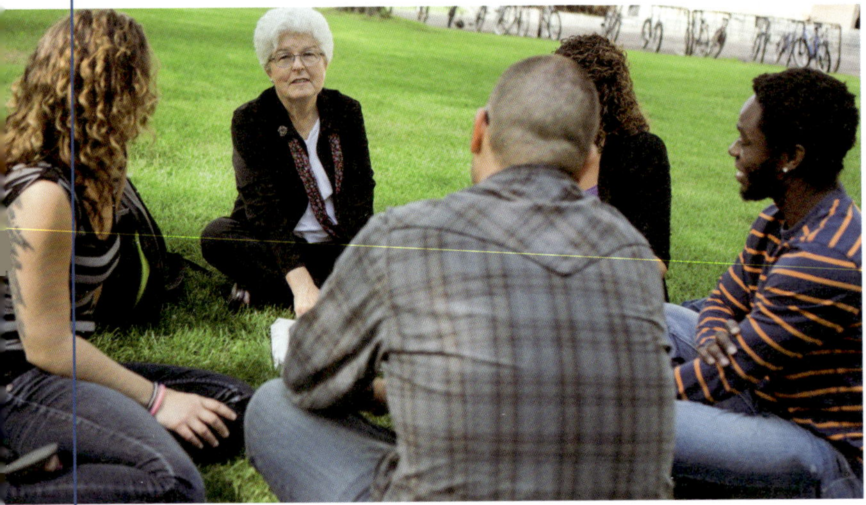

Üben mit Freude ist der Weg zur inneren Meisterschaft.

Im Zusammenhang mit den neurowissenschaftlichen Erkenntnissen haben wir gesehen, wie wichtig Üben und Wiederholen für den Lernerfolg sind. Im Rahmen der synaptischen und neuronalen Plastizität im Nervensystem bilden sich neue Strukturen aus, die dafür sorgen, dass die damit verbundenen Denk- und Handlungsabläufe geschmeidig und schnell vonstattengehen.

Daraus lässt sich ableiten, dass wir auch für das Handauflegen die physiologischen Voraussetzungen besitzen, diese Fertigkeit einzuüben und zu trainieren.

Beim Handauflegen sollten Sie möglichst in kleinen Gruppen unter Anleitung eines erfahrenen Handauflegers die vorgestellten Techniken einüben und sich den gesteckten Zielen annähern. Üben Sie mindestens zweimal pro Woche, und treffen Sie sich monatlich oder häufiger mit einer für Sie passenden Gruppe von Gleichgesinnten. Dabei werden die strukturellen Abläufe und die Feinabstimmung wiederholt praktiziert und die Feinfühligkeit für diskrete Veränderungen trainiert. Tauschen Sie anschließend Ihre Erfahrungen mit dem Trainingspartner aus, und besprechen Sie die Hintergründe. Auch irrationale und intuitive Wahrnehmungen sollten Sie teilen.

Wie in anderen Bereichen kann das theoretische Wissen nicht das praktische ersetzen. Nur durch häufiges Wiederholen werden alle beteiligten physiologischen Abläufe trainiert. Dadurch lassen sich bei der Selbstbehandlung die Abläufe spürbar beschleunigen.

8. Einsichtiges Verhalten

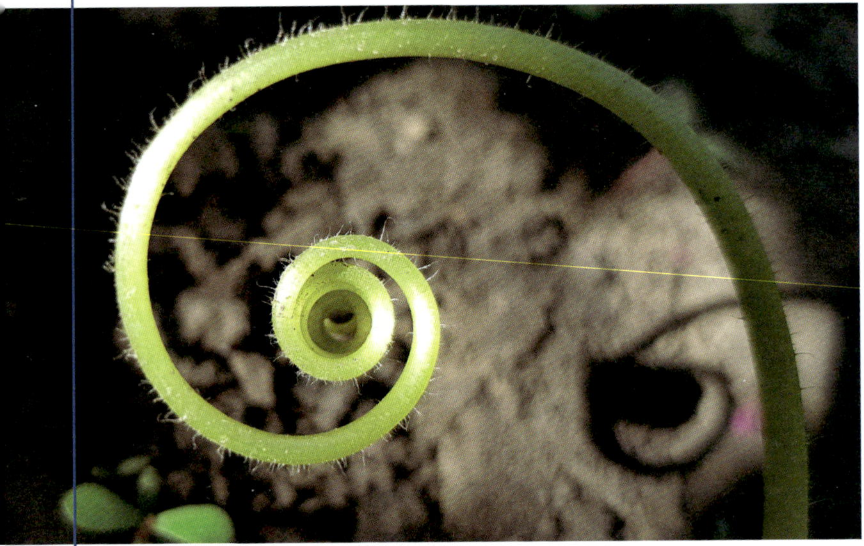

Die Einsicht ist der edle Ritter des Glücks.

Einsichtiges Verhalten bedeutet, eine negativ geprägte Erfahrung aus der eigenen Biografie ohne äußeren Zwang zu überwinden, um eine andere Meinung als die eigene als eine mögliche, bessere Option anzunehmen. Bei dieser Technik kann anfänglich ein Widerstand bis hin zu Trotz auftreten, dem man jedoch möglichst wenig Aufmerksamkeit schenken sollte.

Einsicht braucht als Basis die Ehrlichkeit zu uns selbst, Mut und die innere Bereitschaft, dem neuen Gefühl und der eigenen Unsicherheit Raum zu geben. Diese neue Situation der Einsicht benötigt etwas Zeit, bis sie uns vertraut ist. Eine uns weitaus geläufigere Einsicht ist die durch äußere Zwänge und Schicksalsschläge wie die Trennung vom Partner, Krankheit oder den Verlust des Arbeitsplatzes.

Wir möchten Sie ermutigen, solche Veränderungen als eine Chance zu sehen, den eigenen Horizont zu erweitern und sich selbst besser kennenzulernen. Die Meinungsbildung wird facettenreicher, und das Verständnis für Situationen, die man selbst nicht erlebt hat, wächst. So werden Sie spontaner und geistig beweglicher.

Beim Handauflegen ist das einsichtige Verhalten die Voraussetzung dafür, der Intuition zu folgen. Dadurch können Sie neue Handpositionen spontan aus einem inneren Impuls heraus entwickeln. Diese Säule ist essenziell für die Förderung und Schulung der Intuition.

9. Authentisches Verhalten

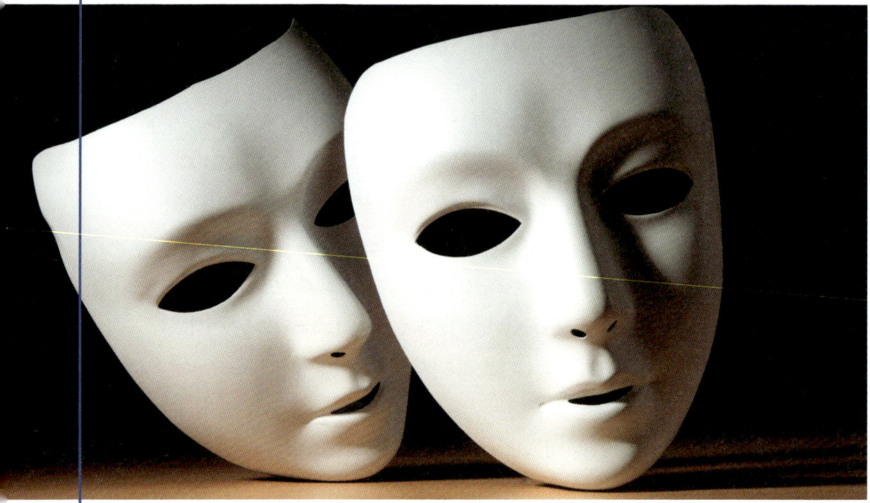

Authentisch sein bedeutet, seine Ehrlichkeit zu würdigen.

Der Begriff »authentisch« kommt aus dem Griechischen und bedeutet »echt« und »verbürgt« im Sinne von »als Original befunden«. Als Persönlichkeitseigenschaft bezeichnet Authentizität eine persönliche ethische Wertvorstellung. Das bedeutet, dass man sich gemäß seinem wahren Selbst ausdrückt und dementsprechend handelt und sich nicht durch äußere Einflüsse bestimmen lässt.

Die Sozialpsychologen Michael Kernis und Brian Goldmann unterscheiden vier Kriterien, die erfüllt sein müssen, damit man sich selbst als authentisch erlebt:*

› Bewusstsein: seine Stärken und Schwächen kennen, Selbsterkenntnis durch Selbst- und Fremdwahrnehmung sowie Selbstreflexion

› Ehrlichkeit: der ungeschminkten Realität das eigene Selbst betreffend ins Auge blicken und dabei auch unangenehme Erkenntnisse annehmen

› Konsequenz: nach seinen Werten und Überzeugungen handeln, auch wenn Nachteile entstehen. Das Gegenteil davon wäre der Opportunismus, also die zweckmäßige Anpassung an eine Situation aus Nützlichkeitserwägungen.

› Aufrichtigkeit: sein wahres Selbst mit dessen positiven und negativen Seiten offen zeigen und nicht verleugnen

Authentizität bedeutet also im Wesentlichen, sich im Ganzen anzunehmen, mit allen unterschiedlichen Eigenschaften, den Stärken und den Schwächen, und danach zu leben. Dabei ist bedeutsam, dass authentisches Verhalten und gesellschaftliche Normen manchmal nicht vereinbar sind. Gegebenenfalls kann daraus ein innerer Zwiespalt oder auch Zweifel am eigenen Handeln resultieren.

---

* Mai, J.: Authentizität – Die Kunst, authentisch zu sein. Auf: www.karrierebibel.de [abgerufen am 26.09.2019].

Bedenken Sie auch, dass sich eine persönliche, authentische Eigenschaft, die Sie als Schwäche ansehen, durchaus zu einer Ihrer Stärken wandeln kann. In meinen frühen Erwachsenenjahren wurde mir immer wieder vorgehalten, ich sei für einen Mann zu empfindsam. Aufgrund solcher Kommentare war ich selbst davon überzeugt, dass diese Eigenschaft als eine Schwäche anzusehen ist. Heute ist es genau diese Sensibilität, die zu dem wichtigsten Werkzeug für meine Arbeit geworden ist.

Um Ihre eigene Authentizität zu fördern, ist es notwendig, sich immer wieder selbst darauf zu prüfen, inwieweit Sie sich entsprechend den vier oben genannten Kriterien tatsächlich treu geblieben sind. Sie können auch bei einer Gruppenarbeit oder nach einem Auftritt in der Öffentlichkeit vertraute Personen um eine konstruktive Rückmeldung bitten.

Zusätzlich bieten wir Ihnen die folgende Übung an, mit deren Hilfe Sie eine unterdrückte Ausdrucksform ausleben können.

Denken Sie in Ruhe darüber nach, ob es ein Verhalten oder eine Ausdrucksform gibt, die Sie schon immer gern ausleben wollten, sich aber nie getraut haben. Überlegen Sie sich die möglichen Folgen oder Risiken dieses Verhaltens. Wägen Sie ab, ob diese Konsequenzen es aus Ihrer Sicht wert sind, dass Sie Ihr Verhalten deswegen unterdrücken. Setzen Sie die ersehnte Ausdrucksform im Kleinen, im vertrauten Kreis, probehalber ein, und leben Sie diese verborgene Seite von sich aus. Sie werden ein wunderbar befreiendes Gefühl erleben, ein ungewohntes, aber wohltuendes Empfinden.

Authentisches Verhalten kann die Persönlichkeit und die Ausstrahlung stärken. Sie lernen, für sich einzustehen. Für das Handauflegen steht das Selbstvertrauen im Vordergrund. Dadurch werden Sie ermutigt, individuelle Handpositionen auszuprobieren und zu beobachten, ob sich diese im Vergleich zu anderen Griffen intensiver anfühlen.

10. Liebe

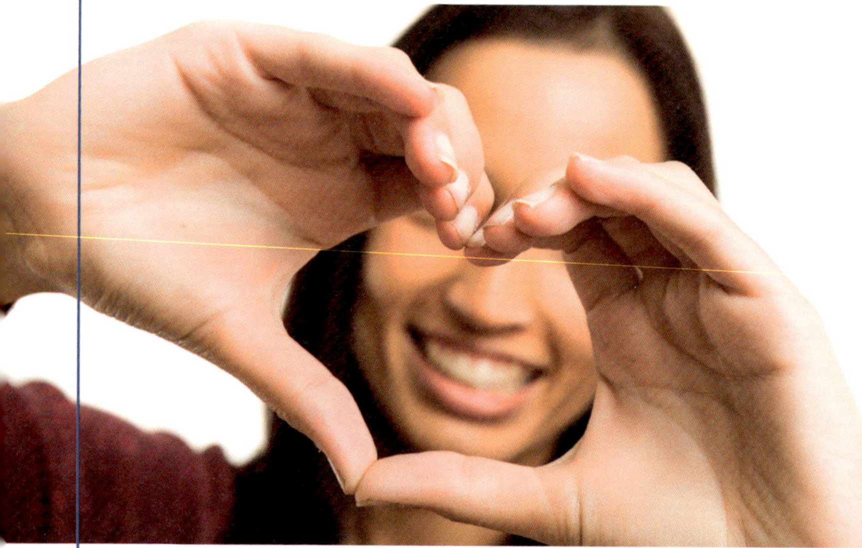

Liebe ist die einzige Brücke, die zwei Welten verbindet – die sichtbare und die unsichtbare.

Im abendländischen Kulturkreis ist die Auffassung von Liebe von der Dreiteilung der antiken Begrifflichkeiten geprägt. Im Altgriechischen wurden unterschiedliche Bezeichnungen für das Wort »Liebe« verwendet. Daraus hat sich eine Klassifizierung von drei unterschiedlichen Formen von Liebe entwickelt:

- **Éros:** die sinnlich-erotische Liebe, das Begehren, der Wunsch danach, geliebt zu werden, die Leidenschaft
- **Philía:** die Freundesliebe, gegenseitige Anerkennung und Verstehen
- **Agápe:** die selbstlose, fördernde Liebe, die Nächstenliebe, die das Wohl des anderen im Blick hat (Altruismus)

In allen Religionen, die an einen allumfassenden Gott glauben, kommt noch die Gottesliebe hinzu – einerseits als Ausdruck der Liebe Gottes zu all seinen »Menschenkindern«, andererseits als die Liebe für und Hingabe an Gott und seine Schöpfung, die sich auch in der Nächstenliebe (»Caritas«) widerspiegelt.

Die fernöstlichen Meister, die Sufisten (islamische Mystiker) und christliche Mystiker wie Meister Eckhart (1260–1328) fordern Liebe als eine Grundhaltung – die »objektlose Liebe« –, die ein bedingungsloses Öffnen für die gesamte Schöpfung und alle Wesen darstellt. Diese Einstellung wird von Menschen mit jahrelanger Meditations- und Mitgefühlspraxis als »Einheitserfahrung« oder »Einheitsbewusstsein« beschrieben.

In der Neurobiologie wurden für die erste Phase einer Liebesbeziehung, die Verliebtheit (»Limerenz«), neuroendokrine (also hormonelle) Prozesse aufgedeckt, die die einhergehenden Phänomene erklären: Verliebt sich ein Mensch, sorgen verschiedene Botenstoffe für Euphorie (Dopamin), Aufregung (Adrenalin), rauschartige Glücksgefühle und tiefes Wohlbefinden (Endorphine und Cortisol) sowie erhöhte sexuelle Lust (der Testosteronspiegel sinkt beim Mann und steigt bei der Frau). Auch Sexualduftstoffe (Pheromone) werden vermehrt abgegeben.

Parallel sinkt der Serotoninspiegel stark ab, wie es auch bei mehreren psychischen Krankheiten der Fall ist. So erklärt man sich, warum Verliebte sich quasi in einem Zustand der Unzurechnungsfähigkeit befinden, der Hemmschwellen abbaut und zu irrationalen Handlungen führen kann.

Bei langfristigen Partnerschaften und für den Zusammenhalt in der Familie und unter Freunden spielt offenbar das Hormon Oxytocin eine maßgebliche Rolle. Da es insbesondere bei körperlichen Berührungen ausgeschüttet wird, bezeichnet man es oft als »Kuschelhormon« (siehe auch Seite 26).

Die Psychologin Barbara Fredrickson hat in ihrem Buch »Die Macht der Liebe«* (im Englischen »Love 2.0«) anhand der neurowissenschaftlichen Erkenntnisse einen neuen Ansatz in Bezug auf Liebe aufgezeigt: Liebe sei demnach ein »Mikromoment der Verbundenheit« zwischen zwei Menschen, oft schon ausgelöst durch einen Blickkontakt oder durch einen freundlichen Gruß – eine alltägliche Erfahrung, die uns überall begegnen kann.
Mit dieser Sichtweise widerspricht sie dem Klischee von der exklusiven, bedingungslosen und ewig andauernden Liebe. Sie zeigt auf, dass unserem Körper ohne diese Mikromomente ein entscheidender »Nährstoff« fehlt.

---

* Fredrickson, B. L.: Die Macht der Liebe. Frankfurt am Main: Campus 2014.

Das bedeutet, dass wir im Alltag sehr viel häufiger eine sowohl geistige als auch körperliche Liebesempfindung und Offenheit zulassen können, als wir es uns für gewöhnlich erlauben. Dies kann dazu beitragen, dass wir insgesamt einen positiveren, lebensbejahenderen Umgang mit unseren Mitmenschen pflegen.

Andererseits wird diese Sichtweise nicht den über Jahrhunderte erlebten und in der Poesie beschriebenen alles überflügelnden Gefühlen von tiefer Zuneigung, Respekt und Achtung gerecht, die wir gegenüber einem Lebenspartner, der eigenen Familie und engen Freunden oder auch gegenüber Gott und der Schöpfung empfinden können. Auch die zuvor beschriebene offene und universale Liebe, die wir in uns entdecken können, wenn wir den Geist bei der Meditation oder im Gebet nach innen wenden, erklärt sie nicht.

Bei der Selbstbehandlung dürfen Sie der Liebe freien Lauf lassen – der wahrhaftigen, aufrichtigen Liebe. Diese Art der Zuneigung kennt keine Schutzmauern und ist deshalb sehr empfindsam. Sie verträgt es durchaus, dass wir auch einmal »Stopp« oder »Nein« sagen. Durch diese starke, tiefgründige Kraft wirken wir charismatisch und attraktiv, können Leichtigkeit empfinden, unsere Kräfte mobilisieren – alles scheint lösbar. Wir sehen Schwierigkeiten eher als eine Chance und als eine Aufgabe, die bewältigt werden kann.

Menschen, die ein ausgeprägtes universelles Liebesgefühl und -empfinden vermitteln können, haben einen direkten Zugang zum Handauflegen. Ihre Hände können wie Magneten wirken, die die bedürftigen Stellen schnell lokalisieren und eine intensive Erfahrung auslösen.

Ziehen Sie sich an einen ruhigen Ort zurück. Erinnern Sie sich an eine Situation in Ihrem Leben, die für Sie ganz besonders war, vielleicht die Geburt Ihres Kindes, Ihre Hochzeit, eine rührende Situation mit einer Angehörigen oder mit Ihrem Lebenspartner. Machen Sie sich bewusst, welche Umstände Ihnen dieses wohlige Gefühl gegeben und Sie Ihr Herz besonders haben spüren lassen. Suchen Sie sich die Situation aus, die das intensivste Glücksgefühl auslöst. Legen Sie dann die Hände parallel auf Ihr Herz. Stellen Sie sich vor, dass sich Ihr Herz öffnet wie eine Rose im Morgentau, wie sich ihre Blätter bei den ersten Sonnenstrahlen langsam auffalten. Verweilen Sie für fünfzehn Minuten in dieser Vorstellung.

11. Die Arbeit mit dem eigenen Schatten

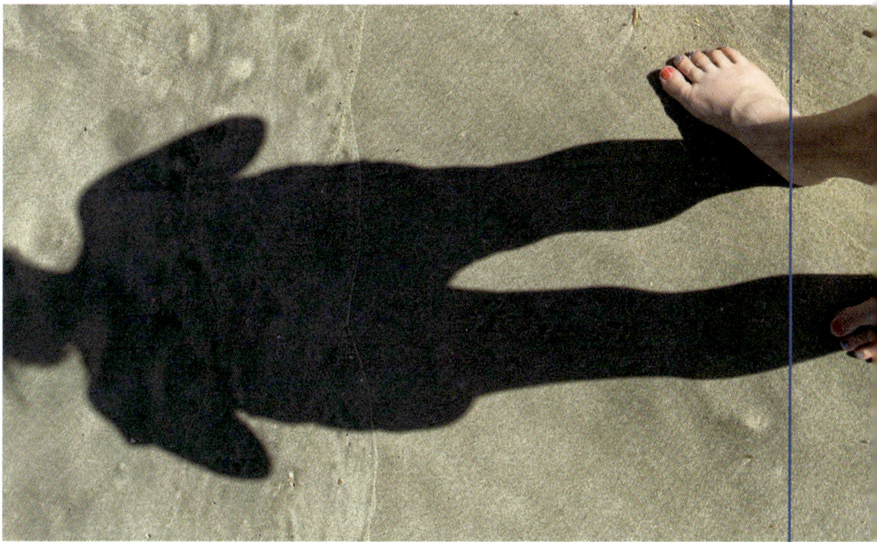

Diejenigen, die sich nach Licht sehnen, werden ihrem Schatten mit Respekt begegnen.

Der Schatten ist in der Mythologie vieler Kulturen ein Ausdruck für das Spiegelbild der Seele, für das »zweite Ich« (lateinisch »Alter Ego«) oder für einen Doppelgänger, der im jenseitigen Reich der Schatten angesiedelt ist. In der Völkerkunde wird angesichts der zahlreichen und sehr unterschiedlichen Vorstellungen in den verschiedenen Kulturen der Begriff der »Freiseele« oder »Schattenseele« verwendet.

In der analytischen Psychologie nach Carl Gustav Jung ist der Schatten ein Persönlichkeitsmerkmal, aber auch ein »Archetyp«, also eine Grundstruktur von menschlichen Vorstellungs- und Handlungsmustern, die zum kollektiven Unbewussten gehört. Der Schatten versinnbildlicht demnach unsere »andere Seite«, unseren »dunklen Bruder«, der unsichtbar ist, jedoch unzertrennlich zu unserer Ganzheit gehört. »Die lebende Gestalt bedarf tiefer Schatten, um plastisch zu erscheinen. Ohne den Schatten bleibt sie ein flächenhaftes Trugbild«.*

Für Jung stellt die Auseinandersetzung mit dem Schatten, das heißt die Integration durch Bewusstwerdung, einen zentralen Schritt auf dem Weg zur Ganzwerdung dar. Hierzu bedarf es der Fähigkeit zur Introspektion und Reflexion des eigenen Verhaltens.**

Unsere Schatten können uns aus dem Unbewussten heraus beeinflussen und sabotieren, ohne dass wir uns erklären könnten, warum wir uns in bestimmten Situationen in einer Weise verhalten, die uns selbst überrascht oder befremdet. Wenn wir es zulassen, dass wir unserem Schatten begegnen, dann werden wir unsere verborgene Wesensart entdecken und erkunden, können das Unbewältigte aus unserer Lebensgeschichte verarbeiten und so dafür sorgen, dass diese Themen uns zukünftig nicht mehr bestimmen.

---

* Jung, C. G.: Zwei Schriften über Analytische Psychologie (= Gesammelte Werke Band 7). Ostfildern: Patmos 2011. § 400.

** Jung, C. G.: Die Dynamik des Unbewußten (= Gesammelte Werke Band 8). Ostfildern: Patmos 2011. § 408.

Anschaulich können Sie sich dies so vorstellen, dass wir unliebsame Themen in eine Schublade wegsperren, wo wir sie vergessen. Schließlich wird die Schublade so voll, dass sie überquillt. Dann kommen die Themen überraschend und unerwartet ans Tageslicht, und wir haben Schwierigkeiten, damit umzugehen.

Unsere Erfahrungen mit Klienten und Patienten zeigen, dass solche Themen vor allem bei Erschöpfung und Burn-out in der zweiten Lebenshälfte körperlich und geistig in Erscheinung treten. Dies mag an dem zu hohen Energieverbrauch und der nachlassenden Kraft im fortgeschrittenen Alter liegen. Die Auflösung der Schattenthemen und das Auffüllen der inneren Kraftreserven kann die äußere und innere Balance wiederherstellen. Dabei ist es wichtig, im richtigen, nämlich eigenen Tempo vorzugehen. Alles, was Sie aus der Ruhe bringt, sollten Sie sorgfältig auf seine Notwendigkeit hin überprüfen. Seien Sie dabei mutig. Einige äußere Verpflichtungen haben gar nicht den Stellenwert, den wir ihnen zunächst zugestehen.

Die körperlichen, mentalen und seelischen Symptome, die aus Verdrängtem resultieren, sind irrational und unlogisch. Sie lassen sich nicht ohne Weiteres auf ein vergangenes Ereignis zurückführen. Das macht die Bearbeitung manchmal schwierig. Folgendes Beispiel veranschaulicht dies.

Ein sechsjähriger Junge nutzt auf dem Schulweg eine Fußgängerampel. Er erlebt eine gewisse Spannung dabei, die Straße bei Rot zu überqueren. Eines Tages, ausgerechnet bei einer Grünphase, läuft er los und wird beinahe von einem Auto angefahren, das seinerseits bei Rot losgefahren ist. Bei dem

Beinaheunfall überkam den Jungen eine Form der Angst, die er nicht einordnen konnte. Nach dreißig Jahren hatte er den Vorfall völlig verdrängt. Als er an eine grüne Fußgängerampel kommt, befällt ihn nach wenigen Schritten auf der Fahrbahn wieder dieses Angstgefühl, obwohl ihn kein herannahendes Auto bedroht. Er bekommt plötzlich einen Schweißausbruch, seine Knie zittern, und er hat Mühe, weiterzugehen. Er kann sich nicht erklären, was mit ihm los ist – die unerwartete körperliche Reaktion macht ihm Angst. Da er sich nicht mehr an das auslösende Ereignis in der Kindheit erinnert, konnte das Erlebte aus dem Schatten heraus irrational und im Augenblick unlogisch diese überschießenden Reaktionen in seinem Körper und Geist auslösen.

Die Erfahrung lehrt, dass es nicht notwendigerweise erforderlich ist, solche Schattenthemen vollständig aufzulösen. Es genügt in vielen Fällen, sich der verborgenen Wesenszüge und der Thematik bewusst zu werden, sie gewissermaßen anzuerkennen und sie bewusst und kontrolliert auszuleben.

Einen Schatten können Sie daran erkennen, dass Sie immer wieder an ähnlichen Situationen scheitern. Er kann auch durch wiederholte Träume angezeigt werden. Unter Anleitung eines erfahrenen Wegbegleiters ist es möglich, ihm auf einer intuitiven Seelenreise in die Vergangenheit zu begegnen.

Die Beschäftigung mit Ihrem Schatten hilft Ihnen, manipulative Glaubenssätze, Gedankenmuster und Handlungsstrukturen aufzudecken, die unerkannt viel Kraft kosten. Durch diese Arbeit steht Ihnen für das Handauflegen also mehr Energie zur Verfügung.

Eine anspruchsvolle Aufgabe ist es, mit den ehemals unterdrückten Emotionen umzugehen, die durch die Schattenarbeit an die Oberfläche kommen:

- Ärger, Wut und Zorn
- Trauer und Hilflosigkeit
- Ausweglosigkeit, sich im Kreis drehen, »Gedankenkarussell«

Wir wollen Ihnen nicht vorenthalten, dass diese Auseinandersetzung gerade zu Beginn nicht viel Freude bereitet. Versuchen Sie, es sportlich zu nehmen.

12. Synergie mit der Muskulatur nach U. A. Goller

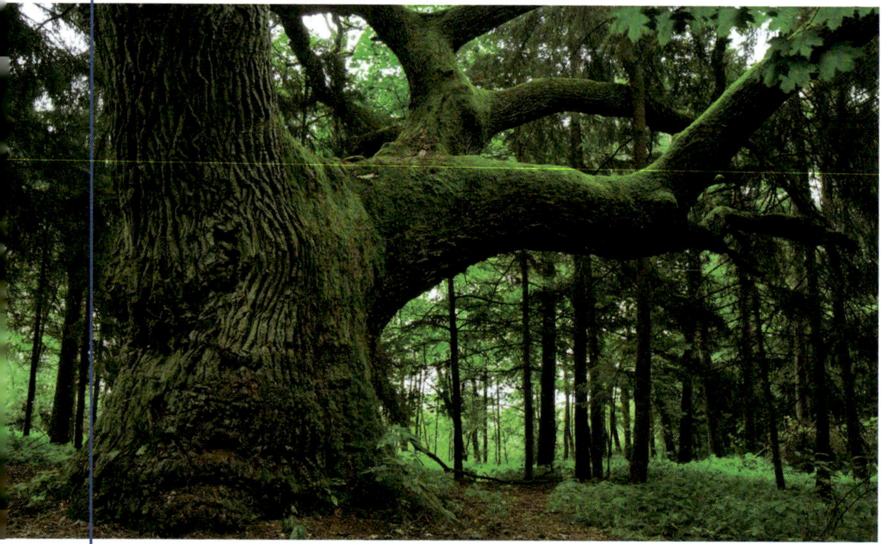

Körper, Geist und Seele sind die Synergie der Selbstheilung.

Zur Vermeidung einer psychischen oder muskulären Verspannung können wir uns innerlich ausrichten, indem wir bestimmte Schlagworte oder positive Aussagen (Affirmationen) formulieren, die uns helfen, absichtslos und ohne Erwartungen zu praktizieren.

Im Gegensatz zur Progressiven Muskelentspannung nach Jacobsen arbeiten wir vor allem mit unlogischen Affirmationen, die individuell auf die Klienten abgestimmt werden. Es war für uns überraschend, wie ausgeprägt die Wirkung auf die verspannte Muskulatur in vielen Fällen ist und wie direkt die entspannende Wirkung einsetzt. Deshalb sprechen wir von einer Synergie – also einem Zusammenwirken – mit der Muskulatur.

Während der Anwendung können Sie jederzeit – besonders aber, wenn Sie eine Erwartungshaltung oder eine innere Anspannung wahrnehmen – im Stillen oder laut die folgenden Sätze sprechen:

› »Ich lasse geschehen.«
› »Ich habe keine Absicht.«
› »Ich lasse los.«
› »Es geschieht in Liebe.«
› »Es ist leicht.«
› »Wackelpudding.«

Wählen Sie eine für Sie passende Formulierung, die Ihnen hilft, die Erwartungshaltung zu minimieren. Wie das letzte Beispiel zeigt, kann dies auch ein unsinniges Wort sein, das Sie amüsiert und Sie dabei unterstützt, locker und unverkrampft zu sein. Dies spricht den unbewussten, spielerischen Teil in Ihnen an.

Legen Sie zur Übung Ihre Hände in einem der Grundgriffe auf Ihren Körper. Wählen Sie dann intuitiv eine für Sie passende Affirmation – es kann auch eine unlogische sein. Wiederholen Sie diese dreimal. Nehmen Sie die Entspannung Ihrer Muskeln wahr.

Durch diese Methode ist unmittelbar eine Verbesserung der Ausrichtung feststellbar. Sie wirkt spontan entspannend und nimmt der Technik die Schwere. Gerade Menschen, die gewohnheitsmäßig mehr mit dem Verstand arbeiten, erleichtern solche Affirmationen das Handauflegen. Mit geringem Aufwand wird so der Wirkungsgrad direkt erhöht.

13. Verständnispflege

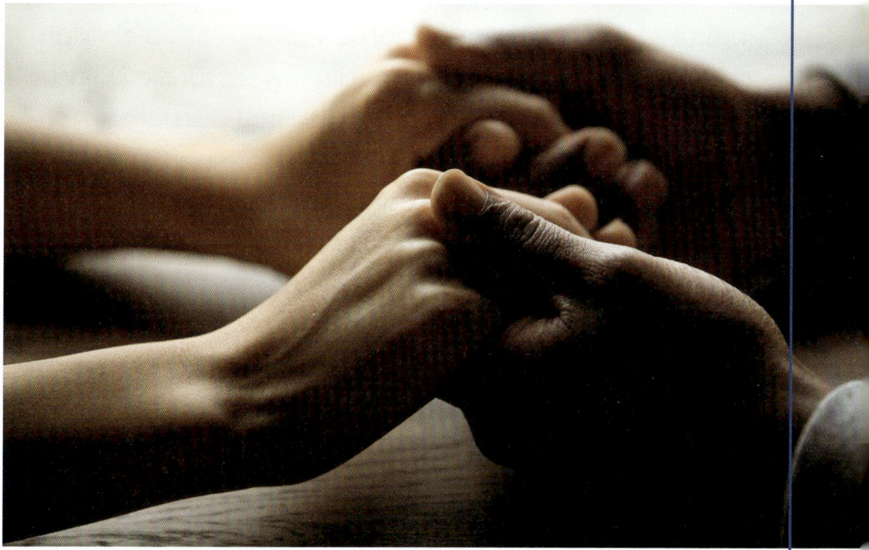

Das Verständnis für den Nächsten ist so groß wie die Toleranz gegenüber unseren persönlichen Schatten.

Durch eine bestimmte Dialogform mit einem Gesprächspartner können wir eine besondere Art des gegenseitigen Verständnisses erreichen, wodurch sich die Kommunikation nachhaltig verbessern lässt.

Verabreden Sie sich mit einem ausgewählten Gesprächspartner an einem ruhigen Ort, und tauschen Sie sich mit ihm über ein bestimmtes Thema wie zum Beispiel »Mut« aus. Abwechselnd können Sie die jeweils für Sie gültige Bedeutung und ein praktisches Beispiel darstellen. Achten Sie dabei besonders darauf, dass Sie beide ehrlich und aufrichtig sind, da es sonst das Ergebnis verfälscht. Hören Sie einander aktiv zu, fragen Sie nach, wenn Sie etwas nicht verstehen, und wiederholen Sie das Gesagte in eigenen Worten. Bei diesem Beispiel könnte der eine Mut etwa darin sehen, sich für seinen eigenen Vorteil einzusetzen. Für den anderen bedeutet es, dass er sich für jemanden einsetzt, dem Ungerechtigkeit widerfährt. Sie können auch den Hintergrund beleuchten, indem Sie nachfragen, an welche Situation in seinem Leben Ihr Gegenüber sich spontan erinnert, die es als mutig empfindet. So zeigt sich, dass für dieselbe Eigenschaft unterschiedliche Definitionen möglich sind, die im Regelfall aus der eigenen Biografie ableitbar sind.

Diese Methode zeigt auf, wo Differenzen und gegebenenfalls auch Missverständnisse und Probleme liegen. Sie bietet die Möglichkeit, herauszufinden, ob bei einem der Gesprächspartner eine Empfindlichkeit zu erwarten ist und wie man unnötige Verletzungen vermeiden kann. Daher ist die Verständnispflege besonders bei Personen geeignet, die wir im Alltag oft um uns haben, wie Lebenspartnern, Familienmitgliedern, Arbeitskollegen und Freunden. Man kann sie überall dort einsetzen, wo großes Interesse besteht, das Gegenüber besser zu verstehen.

Die zwischenmenschliche Verständnispflege kann einen Einfluss auf das Handauflegen haben, denn je mehr wir sie praktizieren, desto mehr Zufriedenheit und Ausgeglichenheit entwickeln wir.

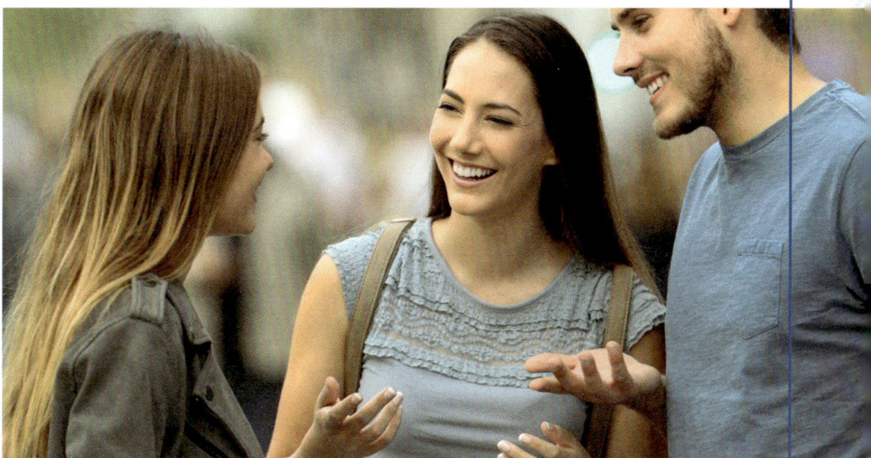

14. Absichtslosigkeit

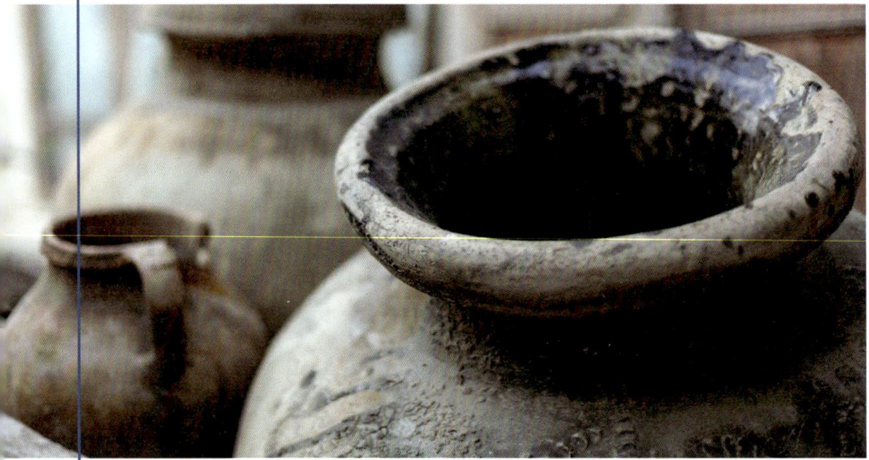

Die wahre Absicht meines Handelns ist die Absichtslosigkeit, damit ich den Raum der leeren Gedanken wiederfinde.

Wie bereits erwähnt, ist das größte Hindernis für das Handauflegen die Erwartung oder die Absicht, ein bestimmtes Ergebnis zu erzielen. Es geht nicht darum, unsere persönlichen Wünsche und Motive auf Hilfesuchende zu übertragen – auch wenn diese wohlmeinend sind –, sondern lediglich darum, die körpereigenen Mechanismen zur Regenerierung und Selbstheilung in tiefem Mitgefühl zu aktivieren.

Für Handaufleger besteht zeitlebens die anspruchsvolle Aufgabe darin, Absichtslosigkeit und Selbstlosigkeit zu üben und sich immer wieder klarzumachen, dass sie keine Heiler oder Medizinmänner sind, sondern lediglich ein verstärkendes Werkzeug für die naturgegebenen körpereigenen Prozesse, die ganz ohne äußeres Zutun ihre Aufgabe der Regeneration ausführen.

Je weniger wir versuchen, auf diese hochkomplexen Abläufe im Körper des Betroffenen Einfluss zu nehmen und je neutraler und absichtsloser wir ihn begleiten und einfach nur zur Verfügung stehen, desto erfolgreicher wird die Behandlung letztlich sein.

Dennoch gibt es viele Leute, die sich für das Handauflegen entscheiden. Wenn Sie sich also ebenfalls nicht davon abbringen lassen und es weiter ausprobieren wollen, geben wir Ihnen hier eine weitere Übung, mit der Sie Ihre Absichtslosigkeit entwickeln können.

Suchen Sie einen ruhigen Platz auf, an dem Sie ungestört und unabgelenkt verweilen können. Wenn Sie möchten, zünden Sie eine Kerze an. Sie können die Augen schließen. Halten Sie die Hände mit aneinandergelegten Fingern parallel zueinander über das Herz. Sprechen Sie innerlich oder auch laut aus: »Ich gehe in die Absichtslosigkeit und pflege das Vertrauen zu meiner inneren Führung. Ich trage keine Absicht und bin frei.«

Sprechen Sie diesen Satz auch dreimal morgens vor dem Aufstehen und dreimal abends vor dem Einschlafen.

15. Mitgefühl

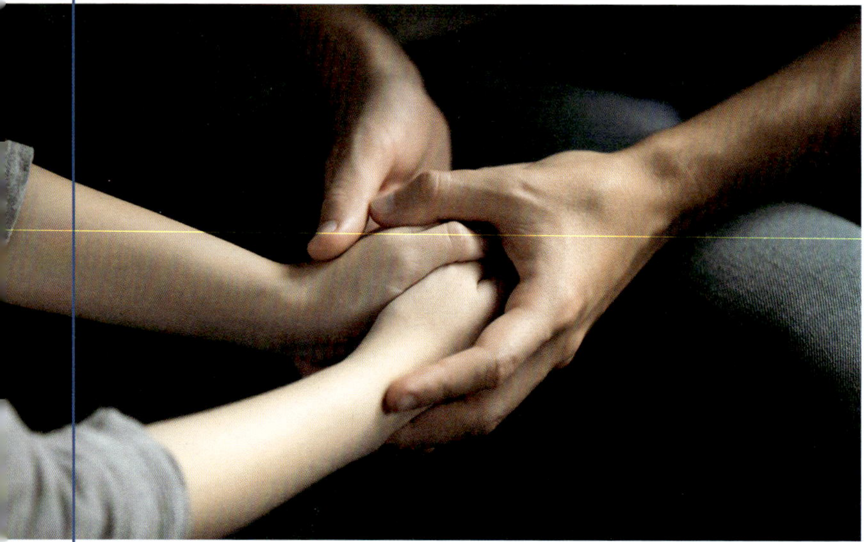

Mitgefühl bedeutet, seinem größten Feind emotionsfrei und mit Respekt zu begegnen.

Die neuere Hirnforschung zeigt, dass es messbare Unterschiede zwischen Empathie (also dem Einfühlungsvermögen) und Mitgefühl gibt. Bei ihren Schmerzempathie-Experimenten kam die deutsche Neurowissenschaftlerin und Psychologin Tania Singer zu dem Ergebnis, dass das empathische Miterleben von fremdem Schmerz von einem anderen neuronalen Netzwerk verarbeitet wird als das aktiv-wohlwollende Mitgefühl.

»Empathie ist eher wie eine Resonanzfähigkeit – man teilt ein Gefühl mit einem anderen Menschen, ist aber der Gefahr ausgesetzt, überwältigt zu werden und in empathischen Stress zu geraten. Mitgefühl dagegen hat eine andere Qualität. Es hat etwas von der Fürsorge einer Mutter, die ihr Kind tröstet, und ist verbunden mit positiven, beruhigenden und liebevollen Gefühlen.«*

Während die spontane Empathie mit dem Leid anderer zu emotionaler Erschöpfung führen kann, ist unter den gleichen Umständen das aktive Mitgefühl belohnend – und es ist trainierbar.

Zu dem selben Schluss kommt der amerikanische Psychologe Paul Bloom: »Empathie heißt: Ich fühle das, was ein anderer Mensch fühlt. Mitgefühl bedeutet: Ich kümmere mich um den anderen, ich sorge für ihn.« Das Mitgefühl ist für ihn Ausdruck der Vernunft, die zwischen dem spontanen, distanzlosen Mitempfinden und dem kalt-distanzierten Verstand vermittelt.**

Dieser aktive Aspekt von Mitgefühl ist auch für das Handauflegen bei einem anderen wesentlich. Durch einfühlsames Nachfragen bekommen wir bei der Anwendung zusätzliche Informationen über zugrunde liegende Probleme, die parallel zum Handauflegen angegangen werden können. Gegebenenfalls sollte ein Arztbesuch zur weiteren Abklärung empfohlen werden.

---

* Singer, T.; Bolz, M.: Mitgefühl in Alltag und Forschung. Leipzig: Max-Planck-Institut für Kognitions- und Neurowissenschaften 2013.

** Brüning, A.: Hirnforschung: »Mitgefühl lässt sich trainieren«. In: »Berliner Zeitung« 31.03.2014. Berlin: Berliner Verlag.

Für die Entwicklung von Mitgefühl ist es erforderlich, sich den Unterschied zum Mitleid bewusst zu machen. Im Austausch mit anderen können Sie Mitleid daran erkennen, dass Sie nach dem Gespräch müde und erschöpft sind. In der Rückschau werden Sie feststellen, dass es Ihnen nicht gelungen ist, emotionalen Abstand zu halten und Ihren Verstand oder Ihre Lebenserfahrung zu nutzen.

Erinnern Sie sich an eine Situation, in der jemand sich in einer Weise verhalten hat, für die Sie kein Verständnis haben. Die Aufgabe besteht darin, mit einem gewissen Abstand ehrliches Verständnis zu entwickeln, auch wenn das zunächst schwierig scheint. Es ist letztlich nur möglich, wenn Sie die aufrichtige Absicht haben, eine andere Sichtweise einzunehmen und diese offen als Möglichkeit in Erwägung ziehen. Mit diesem Verständnis kann das Mitgefühl wachsen. Erhalten Sie diese Übung so lange aufrecht, bis sich Ihre anfängliche Ablehnung ins Positive wandelt.

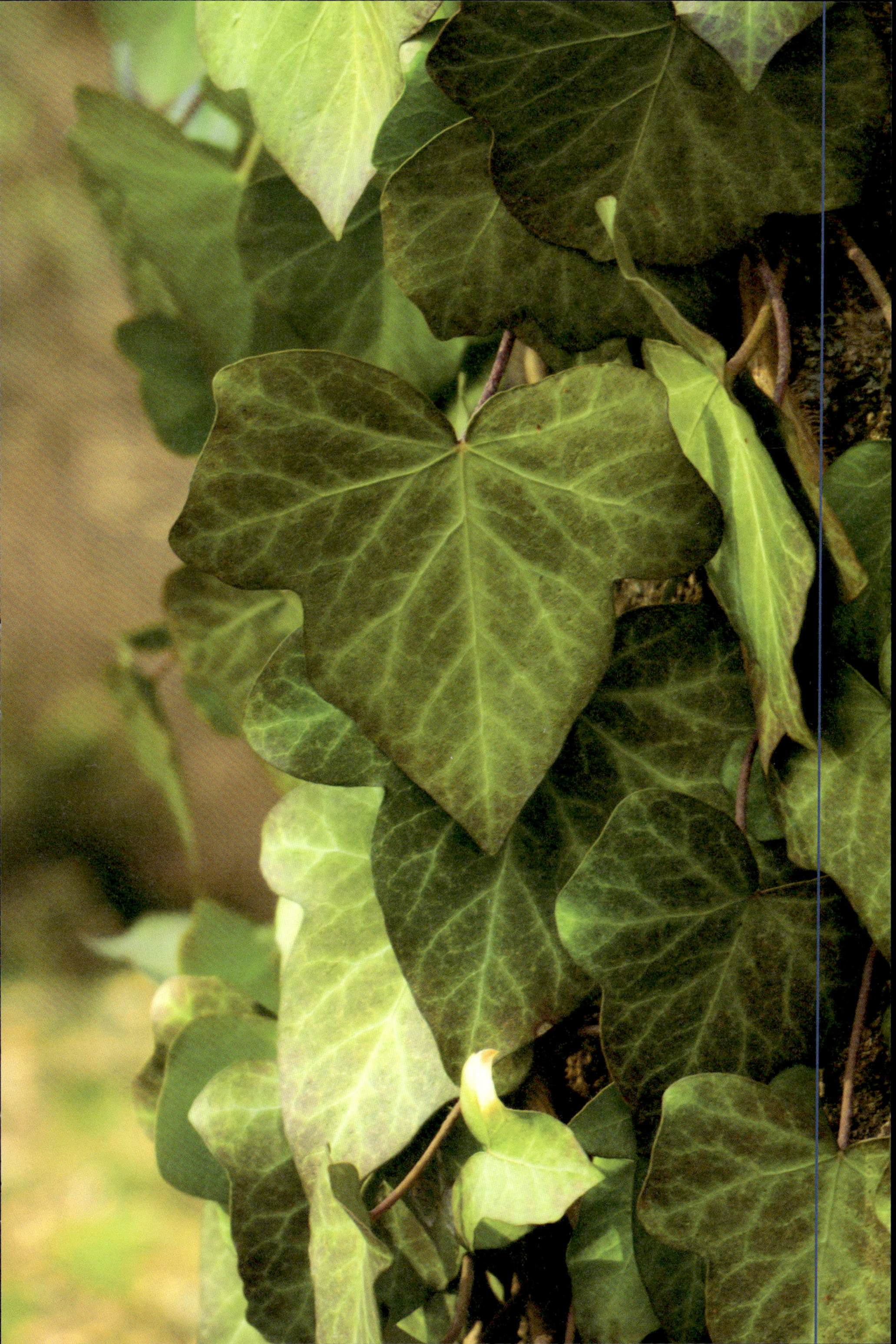

16. Sensibilität

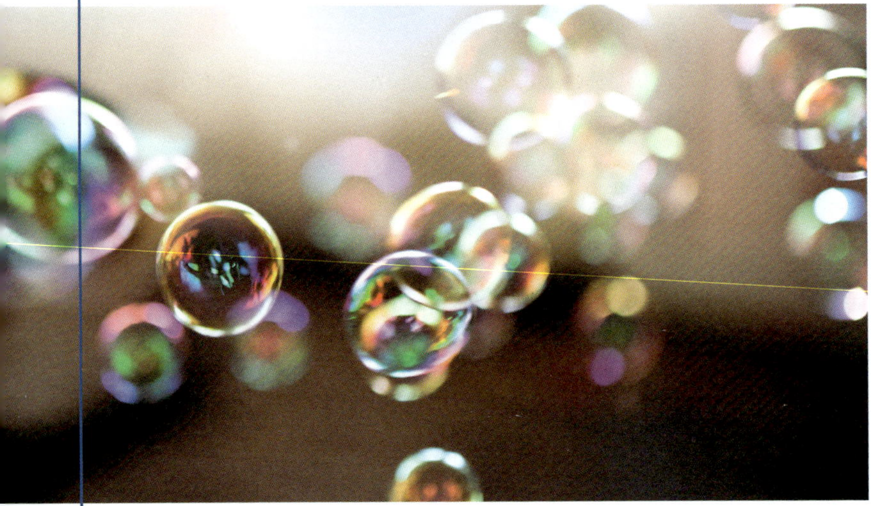

Sensibilität ist kein Makel, sondern ein Gütezeichen für Menschlichkeit.

Sensibilität drückt die Empfindlichkeit und Feinfühligkeit gegenüber Personen oder Umständen aus.

In der Neurologie ist das sensible Nervensystem für die taktile oder haptische Wahrnehmung, den Tastsinn, zuständig. Der fünfte Sinn umfasst aber auch die Tiefensensibilität der Knochen, Muskeln und Sehnen, die zum Beispiel Lage und Bewegung erfassen können.

In der Psychologie werden auch zusätzliche Empfindungen als »Fühlen« bezeichnet. So umfasst der Begriff »Feinfühligkeit« gemäß der Psychologin Mary Ainsworth unter anderem die Sensibilität der Eltern gegenüber ihrem Kind und sorgt für die frühkindliche Bindung.*

Beim Handauflegen benutzen wir die folgende Umschreibung: Sensibel zu sein, bedeutet, innerlich und äußerlich die Umstände und deren Veränderungen unmittelbar wahrzunehmen, die in einem größeren, zunächst unüberschaubaren Zusammenhang stehen. Durch diese Sensibilität können sich beispielsweise Blockaden als eine Empfindung von Wärme, Kribbeln oder Ziehen bemerkbar machen.

Ein weiteres Beispiel ist die sogenannte Doppelbotschaft: Beim Gespräch stellt eine Person verbal einen Zustand dar, präsentiert mit ihrer Körperhaltung und Gestik jedoch das Gegenteil. Als Zuhörer müssen Sie eine Sensibilität für diese Diskrepanz entwickeln, weil die Doppelbotschaft sonst bei Ihnen selbst Verwirrung, Stress und Unsicherheit auslöst und Sie nicht adäquat reagieren können – geschweige denn in der Lage wären, den Gesprächspartner auf die Widersprüchlichkeit seiner Signale aufmerksam zu machen.

In diesem Sinn kann Sensibilität als ein Frühwarnsystem gesehen werden, gewissermaßen als »siebter Sinn«. Für das oben beschriebene Beispiel stellt die Doppelbotschaft gewissermaßen

---

* Grossmann, K. E. (Hrsg.): Entwicklung der Lernfähigkeit in der sozialen Umwelt. München: Kindler 1977. S. 96–107.

eine Form von Energie dar, die zwar jederzeit vorhanden ist, jedoch mit den Sinnen nicht erfasst werden kann.

Im Idealfall kann die Sensibilität dafür eingesetzt werden, Situationen und Veränderungen schnell zu erfassen, schädliche oder verletzende Umstände oder Verhaltensweisen aufzudecken und zu vermieden. Dadurch werden die Selbstwahrnehmung, die Spontaneität und ein gesundes Selbstwertgefühl gestärkt und gefördert.

Um Sensibilität einzuüben, suchen Sie sich einen vertrauten, achtsamen Gesprächspartner, und tauschen Sie sich mit ihm aus. Beobachten Sie dabei die Körperhaltung, Mimik und Gestik, und fühlen Sie in sich hinein, ob Sie mit dem Gesagten im Einklang oder dazu im Widerspruch stehen. Durch eine konstruktive Rückmeldung können Sie gegenseitig mögliche Differenzen ansprechen, dadurch die Wahrnehmung weiter schärfen und Fehlinterpretationen vermeiden.

Im Umgang mit dem Handauflegen ist Sensibilität, so wie wir damit arbeiten, eine fortgeschrittene, vertiefte Form der Achtsamkeit. Dabei wird der Körper des Gegenübers mit den Händen in einem Abstand von ungefähr zehn Zentimetern – »in der Aura« – abgescannt. In den Bereichen, an denen eine Empfindung wahrgenommen wird, kann nach Rücksprache mit ihm das Handauflegen begonnen werden. Auf diese Weise stellt die Entfaltung der Sensibilität für uns den halben Weg zur Intuition dar. Sensible Menschen können schnell erfassen, welche Handposition für den Moment besonders hilfreich ist.

17. Selbstreflexion im Dialog

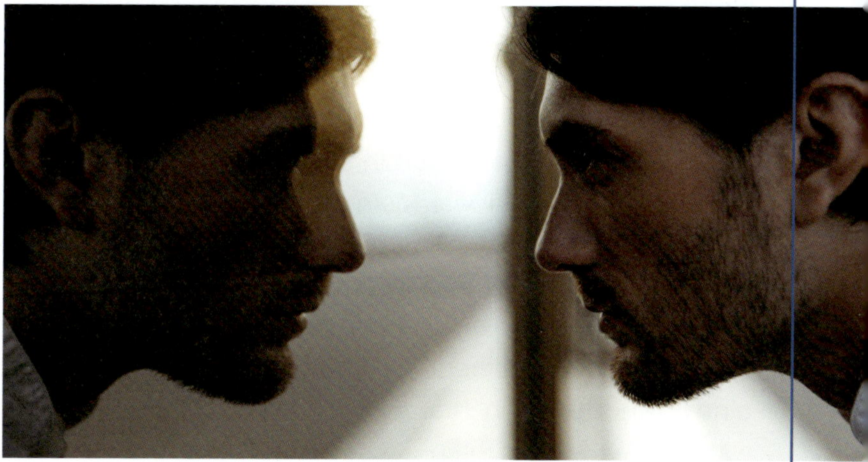

Die Schatzkammer meines Lebens ist die Reflexion mit meinen Nächsten.

Auch bei dieser Methode geht es darum, uns durch die Analyse unserer Gedanken, Worte und Handlungsweisen besser kennenzulernen und daran zu wachsen, unsere Sicht der Dinge zu erweitern oder auch einen Perspektivwechsel zuzulassen. Dabei kann der innere Widerstand recht hoch sein, weil alternative Lösungsansätze ein Umdenken anstoßen, dessen Konsequenz wir nicht zulassen wollen. Es kann zum Beispiel sein, dass wir uns von einer gewohnten Situation oder einem Menschen besser trennen sollten, wenn sie uns nicht guttun – frei nach dem Motto: »Love it, change it, or leave it – Liebe es, ändere es, oder lass es.«

Dabei geht es um Themen, bei denen es uns meist – vielleicht auch unbewusst – schwerfällt, uns selbst gegenüber ehrlich zu sein. Sie können damit arbeiten, indem Sie in den Dialog mit anderen treten, die eine gewisse Persönlichkeitsreife besitzen, denen Sie Vertrauen entgegenbringen und die ehrlich ihre Meinung äußern. Die Bereitschaft, eine andere Meinung als möglicherweise bessere Lösung anzunehmen, kann zu einem Weg der inneren Meisterschaft werden. Auf jeden Fall üben Sie Ihre geistige Wendigkeit und erhalten sich so die Flexibilität. Dies beugt auch altersbedingtem geistigem Abbau vor – eine Methode, die in ihrer Auswirkung häufig unterschätzt wird.

18. Intuition

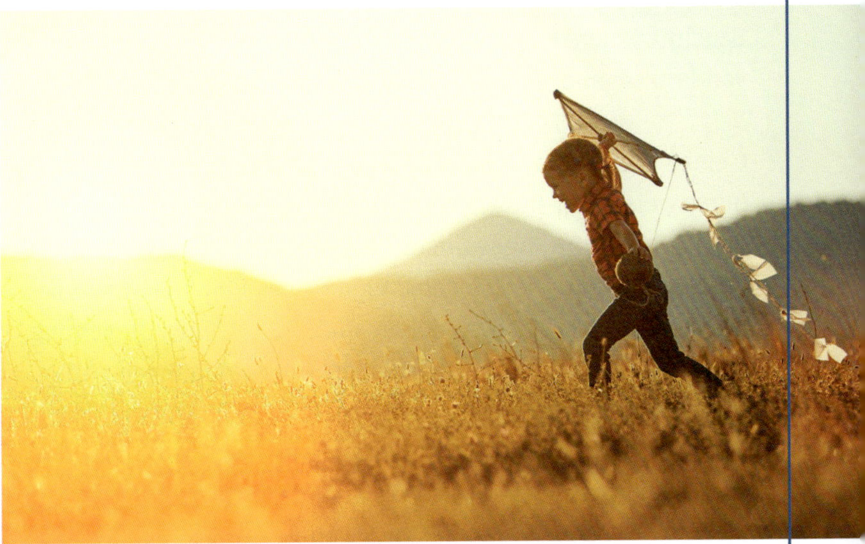

Intuition ist der wahrhaftige Weg zu mir selbst.

Der Begriff »Intuition« kommt aus dem Lateinischen und wird mit »unmittelbare Anschauung« übersetzt. Er beschreibt die Fähigkeit, eine Einsicht in Zusammenhänge zu erlangen, ohne den Verstand zu benutzen. Dies kann sich als eine Begabung ausdrücken, gute Entscheidungen zu treffen, ohne die zugrunde liegenden Zusammenhänge zu verstehen und ohne logisch darüber nachzudenken. Als schnelle, eingebungsartige Einsicht ermöglicht sie beispielsweise auch neue Erfindungen und eine ungewohnte Denk- oder Herangehensweise.

Wie im Kapitel »Der Bauch« (Seite 39) dargelegt, gibt es Hinweise dafür, dass dem Informationsaustausch zwischen dem Bauchnervensystem und dem Kopfgehirn eine Rolle bei intuitiven Prozessen zukommt – dem sogenannten Bauchgefühl.

Gemäß Carl Gustav Jung (1875–1961) ist Intuition beziehungsweise das »Intuieren« eine der vier Grundfunktionen des Bewusstseins, neben dem Denken, dem Fühlen und dem Empfinden. Dabei unterschied er, dass das Empfinden und das Intuieren irrationale Funktionen sind, da sie unter Umgehung des logischen Verstandes mit bloßen Wahrnehmungen ohne Bewertung oder Sinnverleihung arbeiten. Während die Empfindung die Dinge so wahrnimmt, wie sie sind, und daher die hauptsächliche Quelle für die Realität darstellt, nimmt die Intuition zwar ebenfalls wahr, jedoch weniger durch den bewussten Sinnesapparat als vielmehr durch die Fähigkeit einer unbewussten inneren Wahrnehmung der Möglichkeiten, die in den Dingen liegen. »Der Intuitive wird an den Einzelheiten achtlos vorübergehen, aber den inneren Sinn des Geschehens, seine möglichen Zusammenhänge und Auswirkungen ohne Mühe sofort wahrnehmen.«*

Am Beispiel großer Erfinder wie Galileo Galilei oder Leonardo da Vinci zeigt sich, dass Erfindungen aufgrund ihres intuitiven Aspekts zunächst nicht verstandesmäßig erklärbar sind und deshalb den herrschenden gesellschaftlichen Normen entgegenstehen können. Deswegen wurden große Erfinder immer wieder verfolgt und bestraft. Die Intuition wird häufig aus

* Jacobi, J.: Die Psychologie von C. G. Jung. Ostfildern: Patmos 2012. S. 22–24.

Unwissenheit negativ belegt und nicht ausreichend gefördert, da durch die mangelnde Nachvollziehbarkeit Ängste entstehen. Sokrates (469–399 v. Chr.) beschrieb die Intuition, seine innere Stimme, als einen »Daimonion« (griechisch, »das Göttliche«). Dieser versorgte ihn mit irrationalen, warnenden Zeichen, um ihn von Fehlentscheidungen abzuhalten. Als er öffentlich über diese Erfahrung sprach und dabei die Bezeichnung »Daimonion« benutzte, wurde er als Ketzer zum Tod verurteilt.

Auch Albert Einstein (1879–1955), einer der bedeutendsten Physiker unserer Zeit, erlebte die Intuition als maßgeblich für seine Entdeckungen und Erkenntnisse: »Intuition ist alles, was zählt: Der intuitive Geist ist ein Geschenk und der rationale Geist ein treuer Diener. Wir haben eine Gesellschaft erschaffen, die den Diener ehrt und das Geschenk vergessen hat.«

Beim Handauflegen ist für uns der Aspekt von Bedeutung, dass der erste Gedanke, Impuls oder die erste Empfindung, die im Bruchteil einer Sekunde auftaucht, maßgeblich ist und erkannt werden möchte. Da dieser Impuls oft irrational ist und uns nicht einleuchtet, verwerfen wir ihn häufig. Wir sind es gewohnt, solche »Einfälle« zu überdenken, um sie für uns erklärbar zu machen, bevor wir danach handeln. Durch unterschiedliche Interpretationen wird das ursprüngliche Ergebnis der Intuition so jedoch im Nachhinein verfälscht. Deshalb ist es so bedeutsam, tatsächlich dem ersten Impuls zu folgen, ohne ein Nachdenken zuzulassen. Mit unserem Verstand können wir das Resultat oft erst Tage, Wochen oder sogar Monate später logisch nachvollziehen.

Die Intuition kann durch den Verstand nicht beeinflusst werden, jedoch durch die »Herzensmotivation«, die Motivation aus bedingungsloser, absichtsloser Liebe (siehe Seite 97). Um die Intuition zu trainieren, sind fünf grundlegende Eigenschaften notwendig: Achtsamkeit (Seite 83), Ehrlichkeit zu uns selbst (Seite 87), authentisches Verhalten (Seite 106), Mitgefühl (Seite 128) und Reflexion im Dialog (Seite 135).

Die Anwendung von Intuition ist eine wirkungsvolle Methode, um innere Zufriedenheit zu erlangen, nach der wir uns – auch unbewusst – sehnen. Auf diese Weise können wir unsere Abhängigkeit von Fremdbeurteilungen abbauen. Sie fördert kreatives Denken und folglich den Mut, neue Wege zu gehen. Dies ermöglicht ein enormes Gefühl von Freiheit und einen gesunden Selbstwert. Diese sind wiederum ein wichtiger Baustein der Selbstliebe, die es uns ermöglicht, unsere abgelehnten Eigenschaften anzunehmen.

Intuition spricht den kreativen und verspielten Anteil in uns an. Dieser ist unlogisch, verblüffend und steckt voller Überraschungen. Durch die unkonventionelle Gestaltung und Erschaffung günstiger Umstände können wir Wege ebnen und schließlich durch unser Herz ein erfüllendes Ziel erreichen. Mit zunehmender Übung werden wir bei der Nutzung unserer Intuition Leichtigkeit und spielerische Freude entwickeln.

Beim Handauflegen lassen sich Blockaden, Unwohlsein und körperliche Beschwerden durch Intuition schnell aufspüren. Sie führt die Hände gewissermaßen zu der Stelle, wo eine Linderung und Regeneration am meisten benötigt wird – auch wenn wir es an dieser Stelle nicht vermutet hätten.

In eher seltenen Fällen kann sich die Intuition durch Träume ausdrücken, zum Beispiel bei meinem Visionstraum vom Handauflegen, der mich dazu brachte, alle inneren Widerstände gegen diese nachhaltige Veränderung zu überwinden. Dadurch wurden meine Blockaden in einen Auflösungsprozess gebracht und in die lebensfördernde Energie des Handauflegens verwandelt.

Nachdem Sie sich auf eine Behandlung vorbereitet haben, versuchen Sie, sich geistig frei und »leer« zu machen. Achten Sie dann auf den ersten Gedanken, Impuls oder die erste Empfindung, die Ihnen aufzeigt, wo Sie die Hände bei sich selbst auflegen sollten. Verweilen Sie an dieser Position für fünfzehn bis zwanzig Minuten, und nehmen Sie wahr, wie sich die Empfindungen an dieser Stelle während der Anwendung verändern.

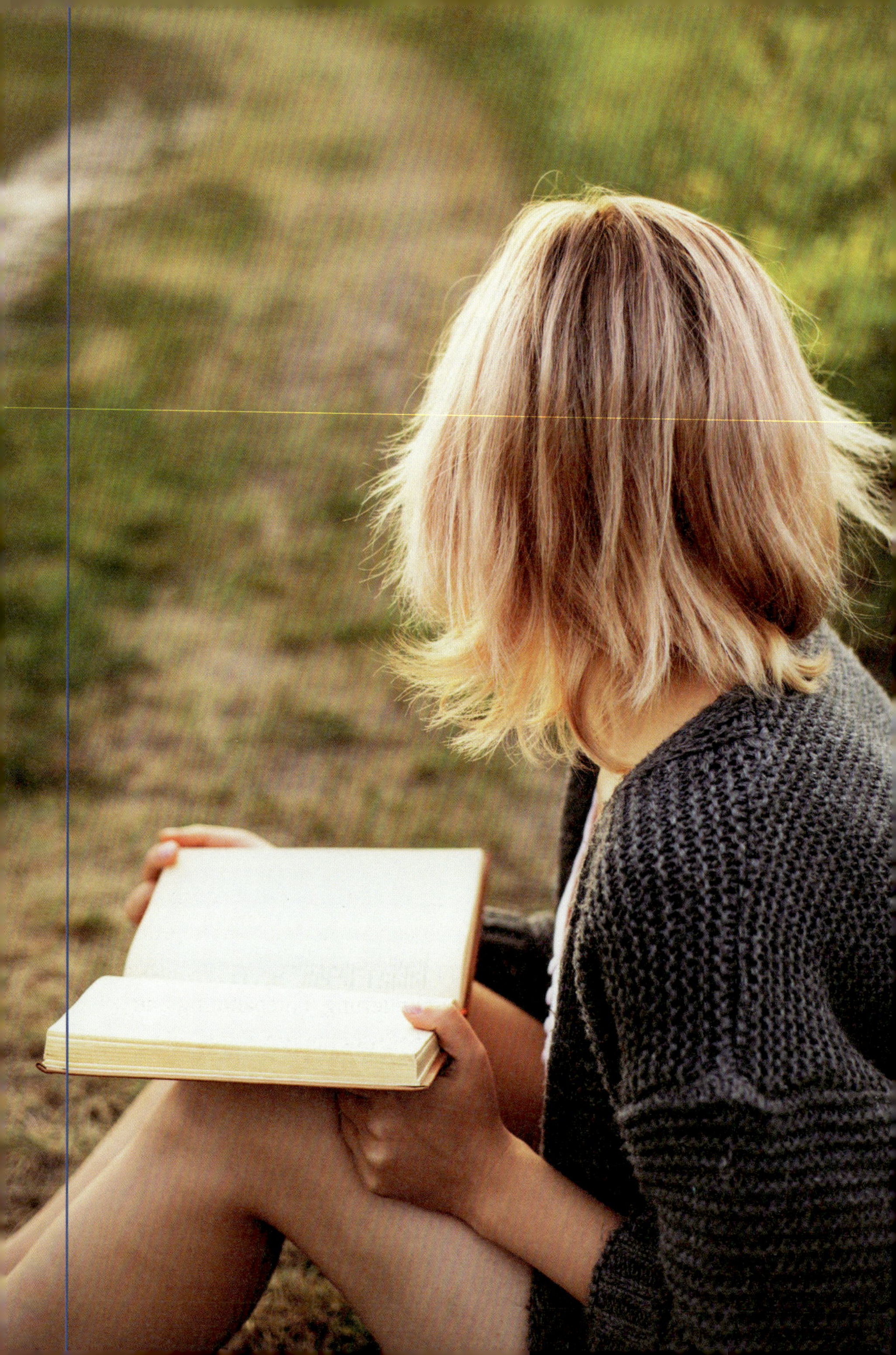

Zum guten Schluss

Wir hoffen, dass Sie, liebe Leserin, lieber Leser, aus dem reichhaltigen Angebot die eine oder andere Anregung und Inspiration für sich gewinnen konnten. Unser Ziel ist es, Ihnen die Methode leicht zugänglich ans Herz zu legen, damit Sie das Handauflegen bei jeder sich bietenden Gelegenheit ausprobieren und nutzen können. Wenn Sie ein wenig Übung haben, lässt sich das Handauflegen unauffällig und mühelos überall praktizieren. In vielen Situationen ist es als Vorbereitung auf anstrengende Aufgaben, bei Übermüdung, bei Schicksalsschlägen, Trauer, Schmerzen, Verspannungen und auch begleitend zur Behandlung der modernen Medizin bei schweren Krankheiten sinnvoll und wirkungsvoll.

Haben wir Ihr Interesse geweckt, können Sie gern über unsere Internetpräsenzen Kontakt mit uns aufnehmen oder Informationen zu den von uns angebotenen Seminaren abrufen.

Für mich, Wieland Gauß, als Schreibender ist dieses Buch eine Hommage an Uwe Alexander Goller, der sich seit vielen Jahren zielstrebig und unermüdlich für diese ursprüngliche und zutiefst natürliche Methode der Schmerzlinderung, Entspannung und Aktivierung der physiologischen Selbstheilungsprozesse einsetzt.

Wir beide wünschen uns von Herzen, dass dieses Buch dazu beiträgt, die verblüffende Einfachheit und überraschende Wirksamkeit dieser Behandlungsmethode vielen Menschen zugänglich zu machen.

Danksagung

Uwe Alexander Goller

Ich bedanke mich herzlich

- bei meiner Familie, vor allem meinem Vater Wolfgang, dafür, dass sie unbewusst der größte Förderer meiner Begabung war.
- bei meinem Mentor; mit seinem außergewöhnlichen Einfühlungsvermögen und seiner Direktheit wurde er für mich zum Vorbild.
- bei meiner ehemaligen Frau, die durch ihre Unterstützung sowie ihren Glauben an mich und meine Fähigkeiten diesen Weg ermöglicht hat.
- bei Mikao Usui Sensei, der mit seiner Lehre über das Handauflegen meinem Traum am nächsten kam; seine Lehre hat die Herzensqualität in mir maßgeblich gefördert.
- bei meinem engen Kreis der »Phoenix«-Runde, meinen loyalen Wegbegleitern.
- bei Beatrix, Karin Goller, Manuela Frick, Silvia Weber, Nadja Rill und Astrid, den größten Förderinnen meiner Berufung.
- bei meinem »Übersetzer« Wieland Gauß für sein unermüdliches Engagement für das gemeinsame Ziel.
- bei allen Unterstützern, insbesondere Hari, Almina und Tichi
- für die vielen besonderen Orte, die ich bisher in meinem Leben bereisen durfte und die mich nachhaltig geprägt haben.

Wieland Gauß

Ich empfinde tiefe Dankbarkeit gegenüber

- meinen Eltern, die mir dieses Leben in seiner Fülle ermöglicht haben.
- meiner Frau Sylvia, die mich auf der Lebensreise begleitet und unterstützt.
- meinem verstorbenen Bruder Wolfram, der mir den Weg aufgezeigt hat.
- Sogyal Rinpoche, Maharishi Mahesh Yogi und Mikao Usui Sensei für die wertvollen Inspirationen aus den fernöstlichen Weltanschauungen.
- meinem Freund und Wegbegleiter Uwe Alexander Goller.

Unser gemeinsamer Dank gilt

- Frank Weingärtner für seinen entscheidenden Beitrag zu diesem Buch.
- unserem Fotomodell Steffi, für die es selbstverständlich war, uns zu unterstützen.
- Beate Danlowski, die uns bei der Bekanntmachung unseres Projektes begleitet.
- allen anderen, die zu diesem Buch beigetragen haben.

Literatur

In dem Kapitel über wissenschaftliche Erkenntnisse haben wir den Stand der Wissenschaft zum Zeitpunkt der Veröffentlichung des Buches dargestellt. Auf ein ausführliches Quellenverzeichnis haben wir bewusst verzichtet, da es sich im Wesentlichen um Grundlagenwissen handelt.

Im Folgenden wollen wir jedoch auf einige Bücher hinweisen, die wir Ihnen zur Vertiefung der Themen empfehlen möchten:

Fredrickson, Barbara L.: Die Macht der guten Gefühle – Wie eine positive Haltung Ihr Leben dauerhaft verändert. Frankfurt am Main: Campus 2011

Fredrickson, Barbara L.: Die Macht der Liebe – Ein neuer Blick auf das größte Gefühl. Frankfurt am Main: Campus 2013

Gottschling, Prof. Dr. med. Sven & Amend, Lars: Wer heilt, hat recht – Chancen und Grenzen der Alternativmedizin. Frankfurt am Main: Fischer 2019

Hanson, Rick: Achtsamkeit und die Neurobiologie der Liebe – Unser Gehirn für gesunde Beziehungen stärken. Freiburg im Breisgau: Arbor 2018

Hanson, Rick: Das resiliente Gehirn – Wie wir zu unerschütterlicher Gelassenheit, innerer Stärke und Glück finden können. Freiburg im Breisgau: Arbor 2019

Hanson, Rick: Selbstgesteuerte Neuroplastizität – Der achtsame Weg, das Gehirn zu verändern. Freiburg im Breisgau: Arbor 2014

Jacobi, Jolande: Die Psychologie von C. G. Jung – Eine Einführung in das Gesamtwerk. Ostfildern: Patmos 2012

Petter, Frank Arjava: Das ist Reiki – Heilung für Körper, Geist und Seele. Oberstdorf: Windpferd 2009

Rinpoche, Sogyal: Das tibetische Buch vom Leben und vom Sterben – Ein Schlüssel zum tieferen Verständnis von Leben und Tod. Frankfurt am Main: Fischer Taschenbuch 2004

Singer, Tanja & Bolz, Matthias: Mitgefühl in Alltag und Forschung. Leipzig: Max-Planck-Institut für Kognitions- und Neurowissenschaften 2013 (E-Book)

Über die Autoren

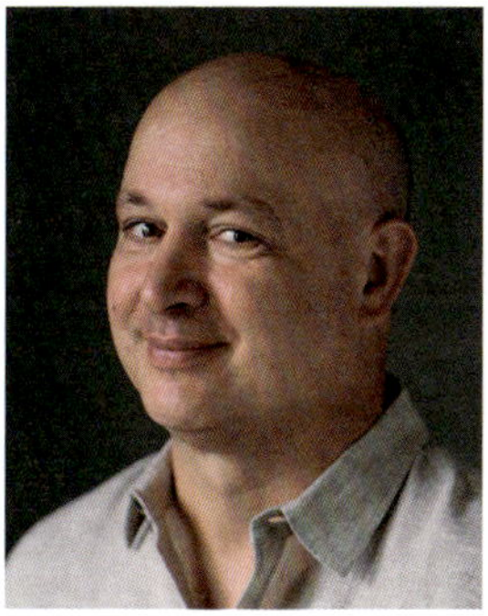

Uwe Alexander Goller

besitzt seit seiner Kindheit eine hohe Sensibilität, die ihm hilft, sich in sein Gegenüber einzufühlen. Nach Ausbildungen in Reiki, Massage- und Meditationstechniken eröffnete er eine Praxis in Göppingen. Dort begann er, eigene Methoden zu entwickeln, mit denen er bereits zahlreichen Klienten, darunter viele Schwerstkranke, helfen konnte.

www.uwegoller-entspannung.de

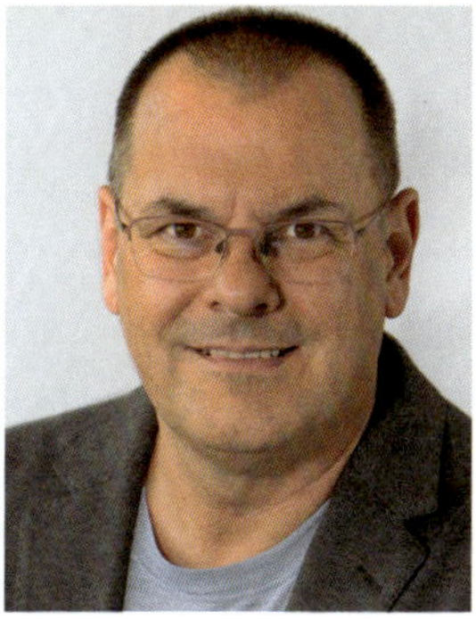

Dr. med. Wieland Gauß

studierte Medizin und arbeitete unter anderem in den Bereichen Radiologie, (Herz-)Chirurgie, Innere Medizin sowie Geriatrie. Inzwischen ist er als ärztlicher Gutachter im Gesundheitsamt Reutlingen tätig. Neben der Schulmedizin war er immer fasziniert von Geistheilern, Hellsehern und Erleuchteten. Besonders im tibetischen Buddhismus sieht er seine geistige Heimat.

www.wieland-gauss.de

Danke für deine REZENSION

– Gemeinsam sind wir mehr –

Liebe Leserin, lieber Leser,

von Herzen danken wir dir, dass du dieses Buch in den Händen hältst und es bis zum Ende gelesen hast. Das bedeutet uns, dem Schirner Verlag und seinen Autoren, sehr viel. Aus voller Überzeugung und mit Hingabe widmen wir uns seit vielen Jahren Themen, die unser aller Lebensqualität und Bewusstwerdung dienlich sind, und hoffen, einen Beitrag für eine lichtvollere Welt leisten zu können. Wenn dir unsere Arbeit gefällt, möchten wir dich bitten, dir einige Minuten Zeit zu nehmen, um dieses Buch zu rezensieren. Warum? Die meisten Menschen lesen Rezensionen, bevor sie ein Buch kaufen, da sie hierdurch einen Eindruck bekommen, ob und wie der Inhalt des Buches den Leser erreicht hat. Eine kurze Rezension ist dabei ebenso hilfreich wie eine lange, sehr ausführliche. Um es auf den Punkt zu bringen:

Eine Rezension ist heutzutage die beste Werbung für ein Autorenwerk!

Wenn du den Schirner Verlag und seine Autoren neben dem Buchkauf auch anderweitig unterstützen willst, dann bitten wir dich: Schreibe für jedes Werk eine Rezension – vielleicht als persönliche Leseempfehlung für die Buchhandlung in deiner Nähe oder online, z. B. beim Schirner Verlag. Das wäre nicht nur eine Wertschätzung für die Autoren, sondern kann dazu beitragen, dass die Verkaufszahlen steigen und der Schirner Verlag auch in herausfordernden Zeiten Bestand hat.

WIE SCHREIBT MAN EINE REZENSION?

Grundsätzlich sollte eine Rezension aus der eigenen, subjektiven Sicht geschrieben werden, da es sich um eine persönliche Meinung handelt. Du kannst in zwei Sätzen deine Gedanken zu dem Buch äußern oder eine längere Rezension verfassen. Falls du nicht weißt, wie du beginnen sollst, hier ein paar Anregungen:

- War das Buch leicht verständlich geschrieben? Wie hat dir die Sprache gefallen? Wie empfandest du die Aufteilung der verschiedenen Themen?
- War es unterhaltsam? War es deiner Meinung nach mit Herzblut und Liebe geschrieben? Wie hat es auf dich gewirkt?
- Hat es dein Herz berührt? Konntest du dich wiederfinden?
- War es tief greifend genug? Hast du viel Neues gelernt?
- Hat es gehalten, was der Titel und die Buchbeschreibung versprochen haben? Hat es deine Erwartungen erfüllt?
- Was macht das Buch besonders? Warum sticht es heraus im Vergleich zu anderen Büchern, die ein ähnliches Thema behandeln?
- Würdest du das Buch weiterempfehlen oder verschenken?

Dankeschön

lesen, fliegen, landen
Schirner Verlag

Bildnachweis

Porträt Uwe Alexander Goller S. 149 ©Thomas Jones
Porträt Wieland Gauß S. 149 ©Frank Weingärtner
Übungsfotos S. 43–63 ©Frank Weingärtner

Bilder von der Bilddatenbank www.shutterstock.com:
S. 7: #469513262 (©PopTika), S. 21: #1402173971 (©Andrei_R), S. 22: #658003234 (©MarinaGrigorivna), S. 24: #1219379878 (©LightField Studios), S. 28: #255597733 (©De Visu), S. 31: #291476537 (©adike), S. 37: #417318127 (©MDGRPHCS), S. 40: #768521266 (©Maksym Azovtsev), S. 43: #1714287367 (©fizkes), S. 44: #1201726633 (©Microgen), S. 47: #614645504 (©lovelyday12), S. 51: #1441919921 (©Dmytro Flisak), S. 74: #1025816812 (©Melinda Raduly), S. 81: #221230564 (©Nikki Zalewski), S. 83: #316885526 (©Pushish Images), S. 87: #1709632321 (©ANDRANIK HAKOBYAN), S. 89: #605622212 (©Evgeny Atamanenko), S. 94: #291690647 (©karelnoppe), S. 97: #227526400 (©Alex from the Rock), S. 101: #563261302 (©Robsonphoto), S. 102: #173767178 (©Tyler Olson), S. 104: #1772725271 (©irina_raduga), S. 106: #82521562 (©Elnur), S. 110: #169584647 (©Hugo Felix), S. 115 #1787841905 (©Kathleen Stirling), S. 120: #6204130 (©Pietus), S. 123: #1492617761 (©fizkes), S. 125: #735150163 (©Antonio Guillem), S. 126: #1372283312 (©wassiliy-architect), S. 128: #1095418628 (©fizkes), S. 131: #1676572090 (©Kateryna_MA), S. 132: #136815269 (©Kostenko Maxim), S. 135: #513835603 (©Dean Drobot), S. 137: #450844810 (©Evgeny Atamanenko), S. 142: #1457571326 (©Yurchenko Iryna)

Die Schmuckzitate an den Kapitelanfängen stammen von Uwe Alexander Goller.